# Atlas de Estomatologia

Thieme Revinter

# Atlas de Estomatologia

## Rogério A. Dedivitis
Professor Livre Docente do Departamento de Cirurgia da Faculdade de Medicina da Universidade de São Paulo (FMUSP)

## José Narciso R. Assunção Jr.
Doutor em Diagnóstico Bucal pela Faculdade de Odontologia da Universidade de São Paulo (USP)
Coordenador do Serviço de Estomatologia da Santa Casa da Misericórdia de Santos, SP
Professor Titular do Curso de Odontologia da Universidade São Judas Tadeu – *Campus* Unimonte, SP

## Ali Mahmoud
Médico Otorrinolaringologista pela Faculdade de Medicina da Universidade de São Paulo (FMUSP)
*Fellowship* em Bucofaringolaringologia pelo Hospital das Clínicas da FMUSP
Responsável pelo Ambulatório de Estomatologia da Divisão de Clínica Otorrinolaringológica do Hospital das Clínicas da FMUSP

Thieme
Rio de Janeiro • Stuttgart • New York • Delhi

**Dados Internacionais de Catalogação na Publicação (CIP)**
**(eDOC BRASIL, Belo Horizonte/MG)**

D299a

    Dedivitis, Rogério A.
       Atlas de estomatologia/Rogério A. Dedivitis, José Narciso R. Assunção Jr., Ali Mahmoud. – Rio de Janeiro, RJ: Thieme Revinter, 2023.

    16 x 23 cm
    Inclui bibliografia.
    ISBN   978-65-5572-192-8
    eISBN 978-65-5572-193-5

    1. Estomatologia. 2. Bucofaringologia. 3. Otorrinolaringologia. I. Assunção Jr., José Narciso R. II. Mahmoud, Ali. III. Título.

                                CDD: 616.31

Elaborado por Maurício Amormino Júnior – CRB6/2422

**Contato com o autor:**
Rogério A. Dedivitis
dedivitis@usp.br

© 2023 Thieme. All rights reserved.

Thieme Revinter Publicações Ltda.
Rua do Matoso, 170
Rio de Janeiro, RJ
CEP 20270-135, Brasil
http://www.ThiemeRevinter.com.br

Thieme USA
http://www.thieme.com

Design de Capa: © Thieme Revinter

Impresso no Brasil por Forma Certa Gráfica Digital Ltda.
5 4 3 2 1
ISBN 978-65-5572-192-8

Também disponível como eBook:
eISBN 978-65-5572-193-5

**Nota:** O conhecimento médico está em constante evolução. À medida que a pesquisa e a experiência clínica ampliam o nosso saber, pode ser necessário alterar os métodos de tratamento e medicação. Os autores e editores deste material consultaram fontes tidas como confiáveis, a fim de fornecer informações completas e de acordo com os padrões aceitos no momento da publicação. No entanto, em vista da possibilidade de erro humano por parte dos autores, dos editores ou da casa editorial que traz à luz este trabalho, ou ainda de alterações no conhecimento durante o processo de produção deste livro, nem os autores, nem os editores, nem a casa editorial, nem qualquer outra parte que se tenha envolvido na elaboração deste material garantem que as informações aqui contidas sejam totalmente precisas ou completas; tampouco se responsabilizam por quaisquer erros ou omissões ou pelos resultados obtidos em consequência do uso de tais informações. É aconselhável que os leitores confirmem em outras fontes as informações aqui contidas. Sugere-se, por exemplo, que verifiquem a bula de cada medicamento que pretendam administrar, a fim de certificar-se de que as informações contidas nesta publicação são precisas e de que não houve mudanças na dose recomendada ou nas contraindicações. Esta recomendação é especialmente importante no caso de medicamentos novos ou pouco utilizados. Alguns dos nomes de produtos, patentes e design a que nos referimos neste livro são, na verdade, marcas registradas ou nomes protegidos pela legislação referente à propriedade intelectual, ainda que nem sempre o texto faça menção específica a esse fato. Portanto, a ocorrência de um nome sem a designação de sua propriedade não deve ser interpretada como uma indicação, por parte da editora, de que ele se encontra em domínio público.

Todos os direitos reservados. Nenhuma parte desta publicação poderá ser reproduzida ou transmitida por nenhum meio, impresso, eletrônico ou mecânico, incluindo fotocópia, gravação ou qualquer outro tipo de sistema de armazenamento e transmissão de informação, sem prévia autorização por escrito.

# DEDICATÓRIA

A todos os colegas que se dedicam ao atendimento multidisciplinar, visando o melhor para os nossos pacientes.

Rogério A. Dedivitis

Às pessoas que desde sempre e diariamente me sustentam e dão sentindo à minha vida. Meus pais Sueli e Narciso, minhas irmãs Pati, Ive e Rê, meus sobrinhos Tici, Teteu, Gabi, Davi, Caio e Belinha, minha esposa, companheira e parceira Juliana e meus amados filhos Henrique e Luísa. Gratidão eterna.

José Narciso R. Assunção Jr.

Aos meus pais Hussein e Solange. À minha esposa Renata, minha maior incentivadora. Aos meus filhos Sami e Helena. Ao Prof. Dr. Ivan Dieb Miziara por me colocar no caminho da Estomatologia.

Ali Mahmoud

# APRESENTAÇÃO

As lesões da mucosa oral e orofaríngea podem apresentar-se como úlceras, alterações de coloração e alterações na configuração da anatomia oral habitual. Esta obra apresenta uma ampla visão das alterações mais prevalentes da mucosa desta região, que devem ser reconhecidas nas diversas faixas etárias.

Este livro pretende cobrir de forma abrangente as situações prevalentes no dia a dia do consultório. Certamente, otorrinolaringologistas, cirurgiões de cabeça e pescoço e odontólogos acharão este texto interessante e bastante informativo.

O livro divide-se em 12 capítulos: aspectos anatômicos e propedêutica; defeitos de desenvolvimento; doenças infecciosas; lesões traumáticas; processos proliferativos não neoplásicos; doenças imunológicas e alérgicas; patologia epitelial; doenças das glândulas salivares; neoplasias de tecidos moles; distúrbios hematológicos; doenças dermatológicas; e complicações orais do tratamento antineoplásico.

Houve mudanças de comportamento que foram vistas nas relações sexuais nas últimas décadas. Com isso, as manifestações otorrinolaringológicas relacionadas com a prática do sexo oral têm sido cada vez mais reportadas. A relação entre a infecção do papilomavírus humano e o desenvolvimento de carcinoma orofaríngeo é bem estabelecida. Assim, algumas condições apresentam tanto caráter infeccioso quanto tumoral, mas acabam constando somente em uma das partes do livro.

Desejamos que a leitura e as consultas sejam bastante proveitosas!

# SUMÁRIO

1. ASPECTOS ANATÔMICOS E PROPEDÊUTICA .................................................. 1
2. DEFEITOS DE DESENVOLVIMENTO ................................................................. 7
3. DOENÇAS INFECCIOSAS ..................................................................................... 13
4. LESÕES TRAUMÁTICAS ....................................................................................... 25
5. PROCESSOS PROLIFERATIVOS NÃO NEOPLÁSICOS ................................... 31
6. DOENÇAS IMUNOLÓGICAS E ALÉRGICAS .................................................... 35
7. PATOLOGIA EPITELIAL ........................................................................................ 39
8. DOENÇAS DAS GLÂNDULAS SALIVARES ...................................................... 49
9. NEOPLASIAS DE TECIDOS MOLES ................................................................... 55
10. DISTÚBIOS HEMATOLÓGICOS ......................................................................... 61
11. DOENÇAS DERMATOLÓGICAS ......................................................................... 63
12. COMPLICAÇÕES ORAIS DO TRATAMENTO ANTINEOPLÁSICO ............. 71
    REFERÊNCIAS BIBLIOGRÁFICAS ..................................................................... 75
    ÍNDICE REMISSIVO ............................................................................................... 79

# Atlas de Estomatologia

# ASPECTOS ANATÔMICOS E PROPEDÊUTICA

**CAPÍTULO 1**

A boca ou cavidade oral é a porta de entrada do trato gastrointestinal. Consiste em estrutura única que realiza muitas funções essenciais à vida, como: mastigação, fala, respiração, digestão e deglutição. Conhecer profundamente a anatomia da cavidade oral, suas implicações clínicas e propedêutica é fundamental entre os profissionais da saúde.

## MUCOSA DE BOCA

Histologicamente, a mucosa da boca é formada por epitélio pavimentoso estratificado que pode ou não ser queratinizado, dependendo do sítio de localização. A mucosa labial reveste as porções internas do lábio, enquanto a mucosa jugal reveste a porção interna das bochechas. A membrana mucosa que reveste o osso alveolar, na qual as raízes dos dentes estão inseridas, é denominada mucosa alveolar. Para examinar minuciosamente a mucosa bucal, deve-se pedir ao paciente que abra ligeiramente a boca e os lábios e afastar as bochechas suavemente dos dentes com um instrumental adequado. Para o exame físico adequado dessa região lança-se mão de palpação bidigital e digitopalmar.

## CAVIDADE ORAL

A cavidade oral é composta pelo vestíbulo (espaço entre os dentes e a mucosa dos lábios e bochechas) e cavidade propriamente dita (espaço no interior da boca entre as arcadas dentárias superior e inferior ocupado pela língua). O limite posterior da cavidade oral é o arco palatoglosso que margeia a orofaringe de cada lado: superiormente, seu limite é o palato mole e o palato duro; inferiormente, a boca é limitada pelo soalho bucal; lateralmente, é limitada pelas bochechas (Fig. 1-1).

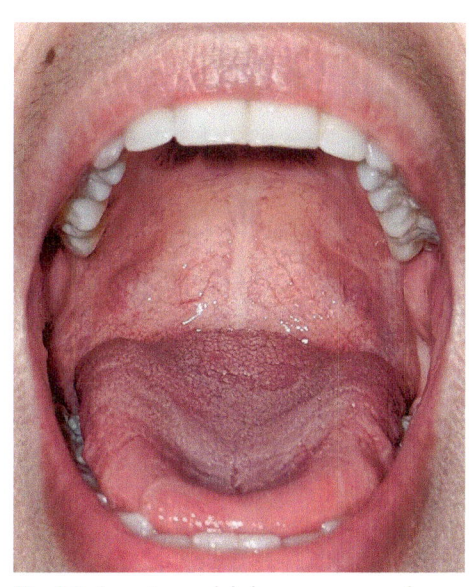

**Fig. 1-1.** Aspecto geral da boca em que se observa a cavidade oral propriamente dita.

## LÁBIOS E BOCHECHAS

Inspeção e palpação bidigital em forma de pinça dos lábios e bochechas são de suma importância para avaliação de mudanças de cor, consistência e alterações de volume nessa região. A pele da região perilabial termina na borda do vermelhão, o que marca o início da zona de transição pele/vermelhão labial. A zona de vermelhão labial, intraoralmente se mistura com a mucosa oral de forma gradual. O filtro, um sulco vertical na linha mediana do lábio superior, estende-se do septo nasal para a região do tubérculo labial, facilitando a identificação de assimetria, por exemplo (Fig. 1-2).

## GENGIVA/REBORDO ALVEOLAR

A mucosa oral que envolve os dentes, tanto em maxila quanto em mandíbula, é denominada gengiva. A gengiva marginal posicionada entre dentes adjacentes é conhecida como papila interdental. Muitas vezes, a gengiva inserida ao osso alveolar tem regiões de pigmentação que são ditadas por raça ou etnia. A demarcação entre a gengiva inserida e a mucosa alveolar livre é a junção mucogengival (Fig. 1-3).

## PALATO DURO

A inspeção do palato revela que a mucosa palatina se estende lateralmente de gengiva palatina direita e esquerda em região de rebordos na maxila. A mucosa anterior do palato duro é firmemente aderida ao osso palatino e apresenta as rugas palatinas. A rafe palatina é uma crista de tecido na linha média que divide o palato duro em duas partes iguais. A palpação dos palatos duro e mole acontece de forma digital, sempre precedida da inspeção e com cautela, devida a atos reflexos da região de úvula (Fig. 1-4).

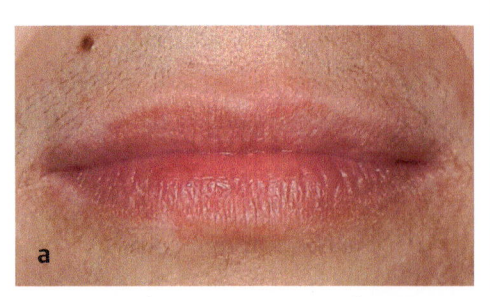

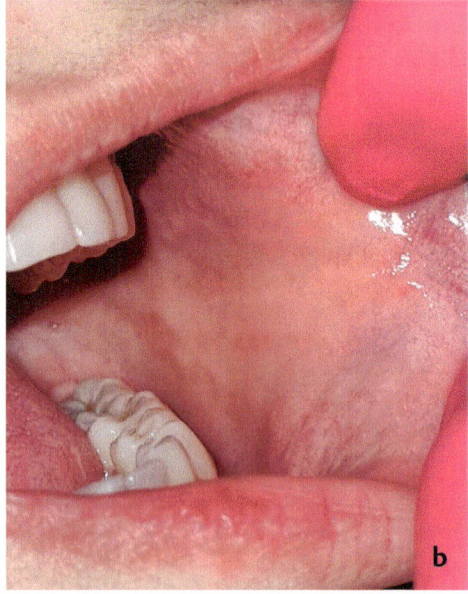

**Fig. 1-2.** (**a**) Lábios com contornos, coloração e textura dentro dos padrões de normalidade. Observar limites de pele e vermelhão de lábios nítidos. (**b**) Transição de mucosa labial para mucosa jugal em região de bochecha esquerda.

# ASPECTOS ANATÔMICOS E PROPEDÊUTICA

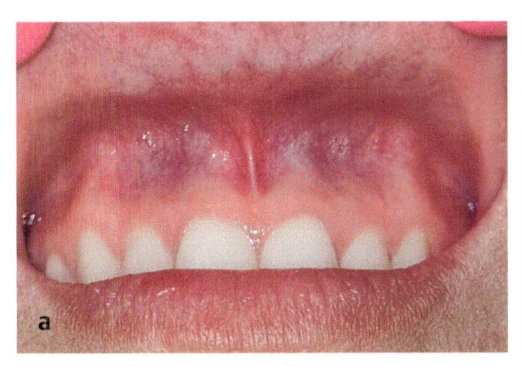

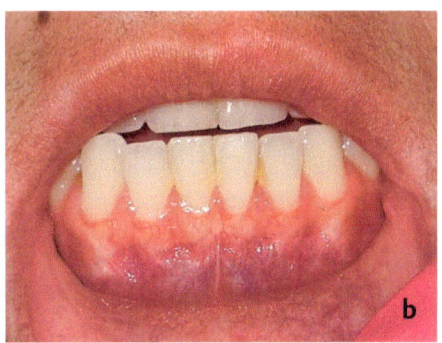

**Fig. 1-3.** (**a**,**b**) Gengivas inseridas e mucosas gengivais superior e inferior. Observar mudança de textura e coloração nessas duas localizações. Observa-se também a presença dos freios labiais.

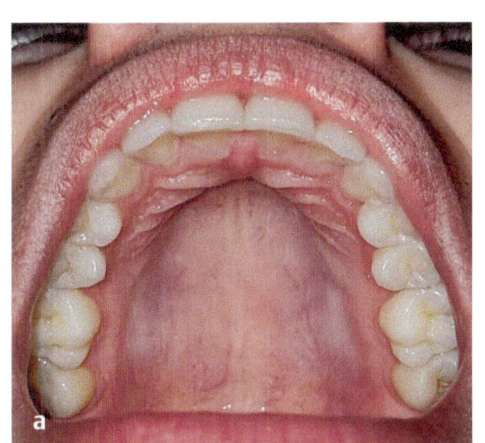

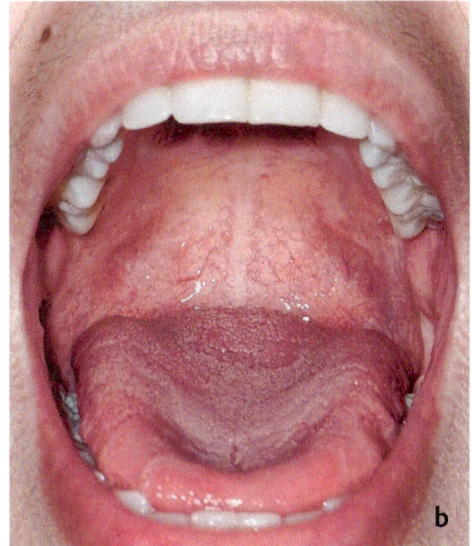

**Fig. 1-4.** (**a**) Palato duro. Observar presença da rafe palatina, das pregas palatinas anteriores e de uma mucosa firme e mais descorada. (**b**) Transição palato duro e palato mole.

## LÍNGUA

Ao descrever a língua, utilizamos os termos dorso, ventre e bordas para caracterizar as regiões superior, inferior e laterais, respectivamente. Os dois terços anteriores da língua, ou corpo da língua, é uma região com característica de alta mobilidade. O terço posterior da língua, ou base da língua, é menos móvel, porque está preso ao assoalho da boca e estende-se até a faringe. De forma geral, a base da língua não é visível durante o exame de rotina. A superfície dorsal da língua é recoberta por uma grande quantidade de papilas linguais, as filiformes e fungiformes. A língua deve ser cuidadosamente examinada tracionando-a com auxílio de gaze. Mais posteriormente, uma estrutura em forma de "V" invertido é chamada de sulco terminal e, em sua interseção, encontramos o forame cego. Anteriormente ao sulco terminal são encontradas as papilas valadas ou circunvaladas. As papilas foliadas são áreas bilateralmente simétricas de vermelho-rosado localizadas no terço posterior das bordas linguais. A inspeção da língua deve ser concluída pedindo-se ao paciente que a eleve a fim de se inspecionar a superfície ventral. O ventre é formado por uma mucosa fina, brilhante e translúcida, revelando numerosos vasos sanguíneos, especialmente as duas veias linguais que correm paralelamente em ambos os lados da linha média (Fig. 1-5).

## SOALHO DA BOCA

O soalho da boca está localizado na porção inferior à superfície ventral da língua. É recoberto por uma camada de mucosa delgada que é contínua com a mucosa do ventre lingual. Abaixo dessa mucosa estão presentes inúmeros vasos sanguíneos, nervos, linfonodos e dois pares de glândulas salivares maiores. Anterolateralmente e acima do diafragma muscular estão presentes as

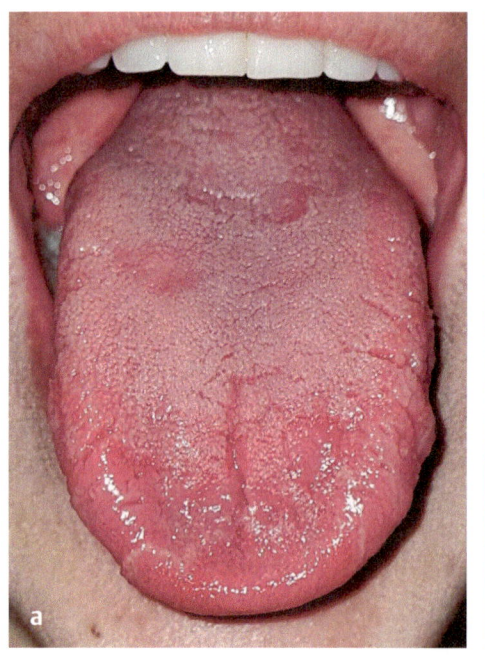

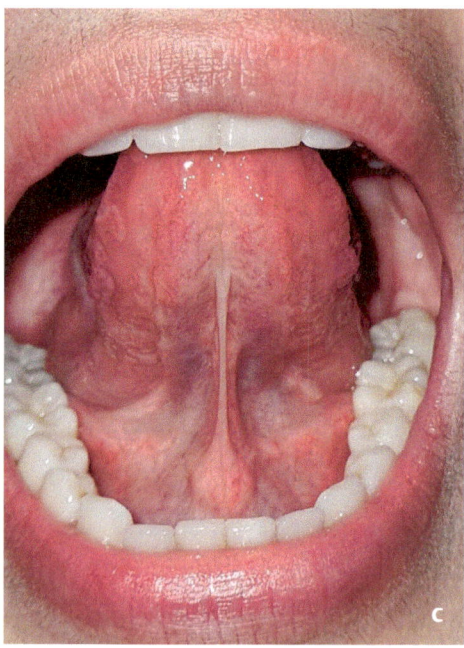

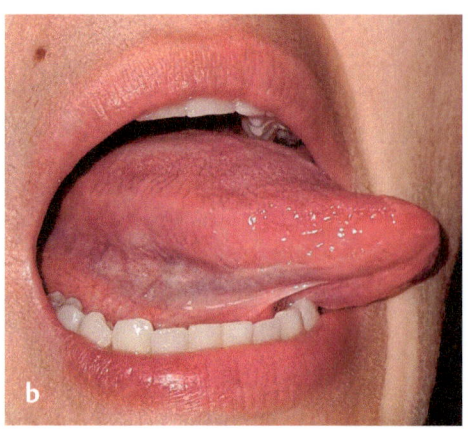

**Fig. 1-5.** (**a**) Dorso de língua. Observar presença das papilas filiformes e fungiformes. (**b**) Borda de língua do lado direito. Observar limite superior de uma mucosa mastigatória com limite inferior de mucosa de revestimento não queratinizada. (**c**) Ventre da língua. Observar a presença do freio lingual em sua posição habitual.

glândulas sublinguais e posteriormente, em uma topografia abaixo do diafragma muscular, encontram-se as glândulas submandibulares. O freio lingual é uma dobra de tecido na linha média que vai da superfície ventral da língua, passando pelo soalho da boca e inserindo-se na gengiva lingual entre os dois incisivos centrais inferiores. Lateralmente ao freio lingual estão as carúnculas sublinguais, que representam as aberturas dos ductos das glândulas submandibulares. O soalho deve ser avaliado por palpação bimanual digitopalmar, em que se posiciona a polpa do dedo indicador intraoralmente e a palma da outra mão extraoralmente sob o mento (Fig. 1-6).

## OROFARINGE
Representando o terço médio da faringe, a orofaringe é limitada inferiormente pela base da língua, lateralmente pelas tonsilas palatinas, que se encontram entre os arcos palatoglosso e palatofaríngeo, superiormente pelo palato mole e, em sua porção posterior, pela parede posterior de orofaringe. O palato mole (orofaringe) ocupa o terço posterior do palato. Possui uma mucosa lisa e móvel. Em sua porção observa-se uma projeção pendular da linha média chamada de úvula. Em ambos os lados da úvula são encontrados os arcos palatoglosso e palatofaríngeo. As amígdalas palatinas, que são massas de tecido linfoide, estão posicionadas, de cada lado, entre os dois arcos. A palpação digital das estruturas da orofaringe deverá ser sempre realizada como complemento à inspeção direta, a fim de diagnóstico de lesões comuns nessa região que, muitas vezes, não são identificadas apenas com o exame visual, sendo subestadeadas (Fig. 1-7).

## GLÂNDULAS SALIVARES
Uma avaliação clínica completa da boca também deve incluir a palpação das glândulas salivares maiores. Os ductos das glândulas parótidas abrem-se intraoralmente na mucosa jugal na região de segundo molar superior, estruturas que chamamos de papilas parotídeas. Movimentos de ordenhas são manobras fundamentais a serem realizados nas glândulas salivares maiores a fim de se observar o fluxo salivar e suas características.

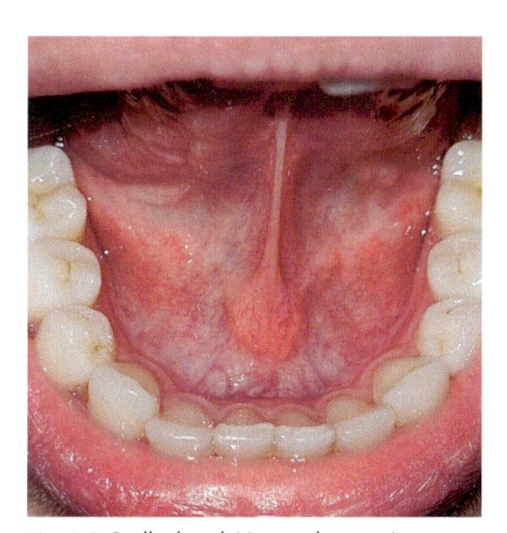

**Fig. 1-6.** Soalho bucal. Mucosa de revestimento brilhante e lisa. Observar, lateralmente ao freio lingual, a presença das carúnculas sublinguais.

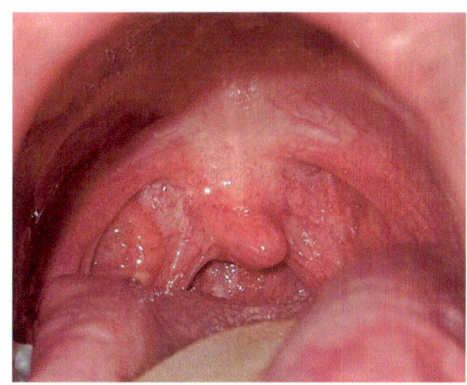

**Fig. 1-7.** Orofaringe. Observar palato mole, arcos palatoglosso e palatofaríngeo e, mais centralizada, a úvula.

# DEFEITOS DE DESENVOLVIMENTO

CAPÍTULO 2

## GRÂNULOS DE FORDYCE

Grânulos, manchas ou doença de Fordyce são glândulas sebáceas heterotópicas consideradas uma variação normal da mucosa oral. Foram descritos por Kölliker, em 1861, mas nomeados após relato de Fordyce, em 1896. São múltiplas e pequenas estruturas, amareladas com diâmetro de 1 a 2 mm, podendo formar placas confluentes. São encontrados na maioria dos adultos, com prevalência de cerca de 80%, que aumenta com a idade. Na cavidade oral, são encontrados na mucosa vestibular, além de lábio superior, gengiva e pilares amigdalinos anteriores. Sua composição é idêntica à das glândulas sebáceas cutâneas. Nenhum tratamento é necessário (Fig. 2-1).[1,2]

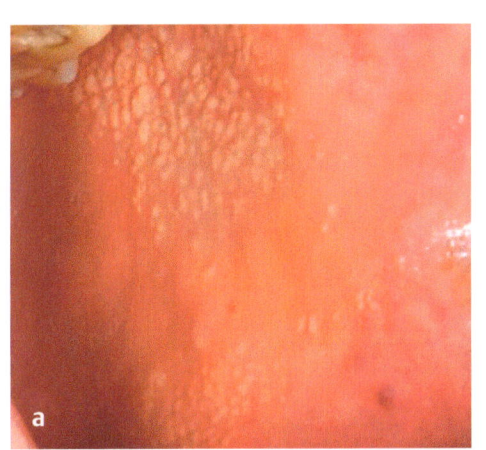

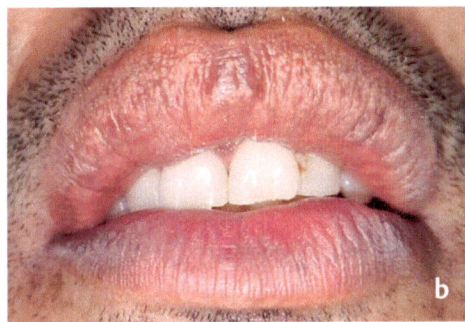

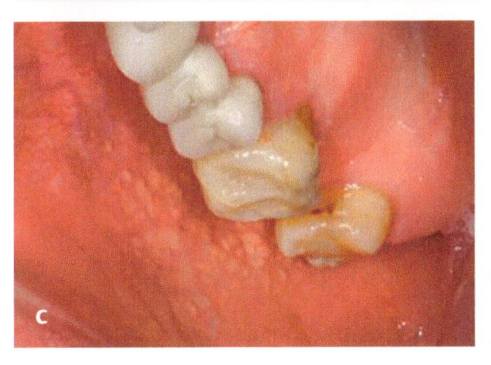

**Fig. 2-1. (a-c)** Grânulos de Fordyce dispersos por mucosa jugal esquerda, vermelhão de lábio superior e mucosa jugal direita.

7

## LEUCOEDEMA

É uma condição benigna e assintomática, provavelmente uma variação da mucosa normal. Sandstead & Lowe descreveram-no pela primeira vez. Aparece como uma lesão branco-acinzentada na mucosa jugal, frequentemente bilateral. A etiologia é desconhecida, mas associações com tabagismo e má oclusão têm sido sugeridas. A prevalência é muito alta em adultos negros (quase 90%) e bastante frequente em adultos caucasianos (3:1.000) sob formas menos pronunciadas. Histologicamente, apresentam hiperparaceratose e edema intracelular da camada de Malpighi. Não há perda de flexibilidade dos tecidos envolvidos.[1] É um achado incidental durante o exame intraoral. Caracteriza-se pelo acúmulo de líquido dentro das células epiteliais da mucosa bucal. Apresenta-se clinicamente como uma mucosa branca transparente, alteração localizada bilateralmente na mucosa bucal com dobras ou linhas cruzadas dentro da área.[2] Áreas exibindo leucoedema podem desaparecer ou persistir ao esticar. É uma lesão benigna adquirida que se desenvolve como resultado de repetidos insultos à mucosa oral por certos irritantes, como detritos orais acumulados, tabaco e temperos alimentares (Fig. 2-2).[3]

## MACROGLOSSIA

É encontrada em uma variedade de diferentes condições patológicas. O diagnóstico é comumente aplicado quando o ápice da língua e as margens linguais ultrapassam a arcada dentária ou quando há marcas de dentes nas margens linguais. A macroglossia verdadeira consiste em causas congênitas ou adquiridas, sendo as causas mais comuns a síndrome de Beckwith-Wiedemann e hemangiomas/linfangiomas linguais, além de outras causas sistêmicas, como amiloidose, hipotireoidismo e diabetes. Podem estar indicadas operações de redução da língua. Já a pseudomacroglossia

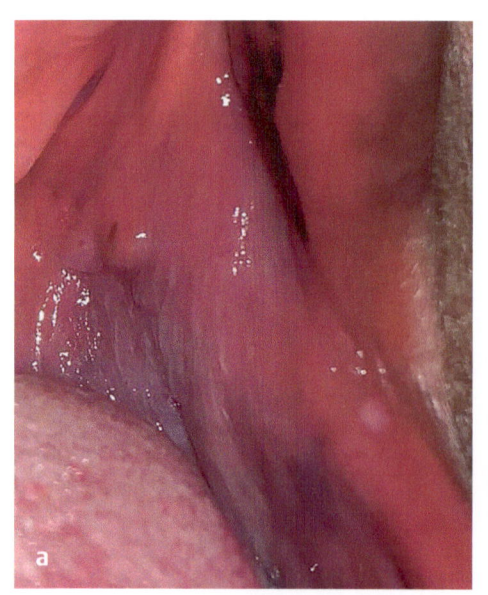

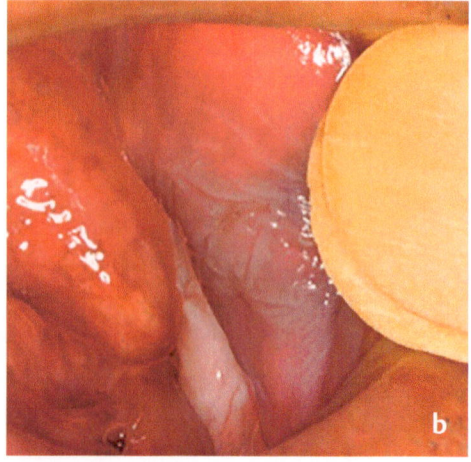

Fig. 2-2. (a,b) Manchas brancas em mucosas jugais de pacientes melanodermas. Diagnóstico de leucoedema confirmou-se pelo desaparecimento das áreas brancas ao estiramento das mucosas. (Imagens gentilmente cedidas pela Dra. Eliana Rodrigues Biamino.)

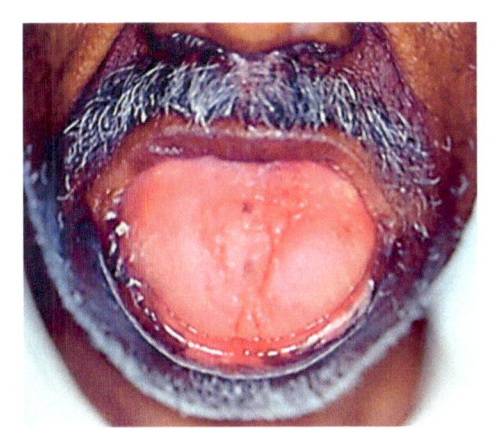

**Fig. 2-3.** Macroglossia em paciente portador de amiloidose.

ou macroglossia relativa é o resultado de micrognatia ou processos que resultam no deslocamento da língua. As causas comuns são sequência de Robin, hipertrofia das amígdalas, síndrome de Down, hipotonia e neoplasias empurrando a língua para a frente. Nesses casos, o tratamento é direcionado ao fator causador (Fig. 2-3).[4]

## ANQUILOGLOSSIA

Trata-se de uma anomalia de desenvolvimento da língua caracterizada por um freio lingual anormalmente curto e espesso, resultando em limitação do movimento da língua. É dita completa quando o freio lingual curto se estende até o ponta da língua, restringindo seu movimento. A maioria é parcial, em que a ponta da língua tem movimento e flexibilidade, mas a língua apresenta restrição de movimento. Bebês com anquiloglossia têm dificuldade em sugar durante amamentação e adultos podem desenvolver dificuldades de fala e fonação.[2] Pode ser assintomática ou pode ter uma ampla gama de consequências, incluindo dificuldade na amamentação, higiene oral, desenvolvimento dentário, fala e outros fatores sociais.[5] A frenotomia é considerada um procedimento seguro e bem tolerado (Fig. 2-4).[6]

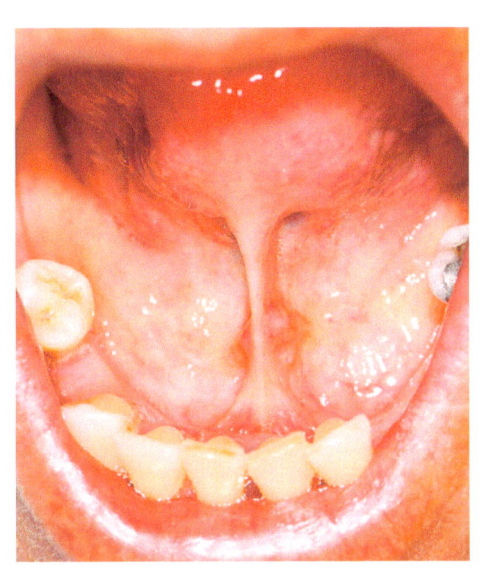

**Fig. 2-4.** Freio lingual fibroso com inserção em ápice lingual caracterizando a anquiloglossia.

## TIREOIDE LINGUAL

A prevalência de tecido tireoidiano ectópico varia entre 7% e 10%. A tireoide lingual é a forma mais comum, representando 90% de todos os casos, com prevalência entre 1:100.000 e 1:300.000.[1] A tireoide lingual, localização mais comum da tireoide ectópica, deve-se à falha na migração caudal do divertículo da tireoide, que resulta na presença de tecido tireoidiano no forame ceco da base da língua. A tireoide lingual pode ser observada em qualquer faixa etária, inclusive ao nascimento, e é mais comum em mulheres.[7] Apresenta-se como uma massa firme na linha média da base posterior da língua, de cor rosa-claro a vermelho brilhante e superfície lisa ou irregular.[1] Clinicamente, a maioria dos pacientes com ectopia tireoidiana é assintomática, de modo que a verdadeira incidência é desconhecida. Entretanto, sintomas obstrutivos, bem como hipotireoidismo foram observados relacionados com o tamanho da tireoide ectópica. Alterações neoplásicas benignas ou malignas também podem ocorrer. Nódulos assintomáticos devem ser mantidos sob

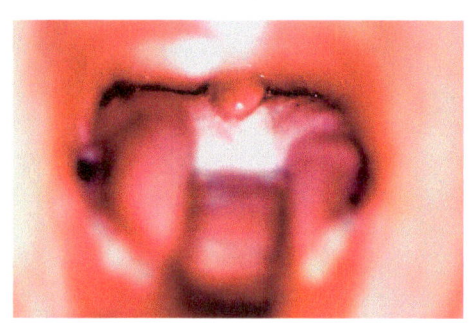

**Fig. 2-5.** Nódulo em linha média de terço posterior de dorso de língua. Cintilografia evidenciou hipercaptação em topografia atípica caracterizando tecido tiroidiano em língua.

observação. O tratamento depende da localização e tamanho, e da presença de sintomas ou complicações. Nos casos de tireoide ectópica pequena e assintomática, a tireoide funcional deve ser mantida sob observação, enquanto pacientes com suspeita de sangramento, malignidade e ulceração ou doença recorrente devem ser tratados com remoção cirúrgica (Fig. 2-5).[8]

## LÍNGUA FISSURADA, LÍNGUA PILOSA E VARICOSIDADES

Língua fissurada ou escrotal ou língua *plicata* tem prevalência de 0,5% a 5%. Possui relação com a língua geográfica. É caracterizada por múltiplas fissuras ou sulcos na superfície dorsal variando em profundidade, tamanho e número, geralmente com distribuição simétrica. É assintomática. Irritação local pode ocorrer se restos de alimentos, microrganismos e fungos forem retidos nas fissuras. É uma característica da síndrome de Down. Não é necessário tratamento.[1] O paciente é encorajado a limpar a superfície da língua, de preferência com uma escova de dentes, para evitar que restos de alimentos se alojem nas fissuras (Fig. 2-6).[2]

Língua pilosa ou língua negra cabeluda é uma condição benigna caracterizada pelo alongamento das papilas filiformes com apresentação típica em forma de tapete no dorso da língua. Fatores predisponentes são tabagismo, excesso de café ou

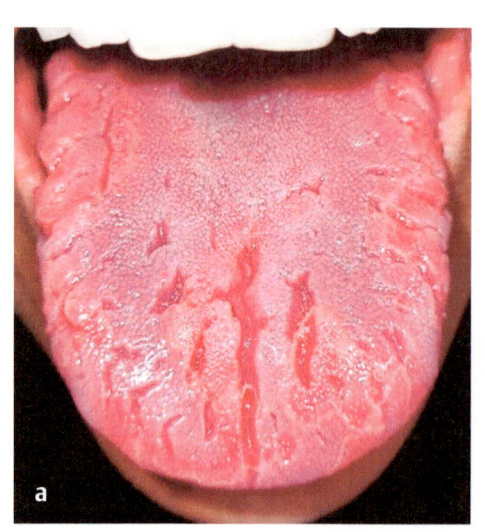

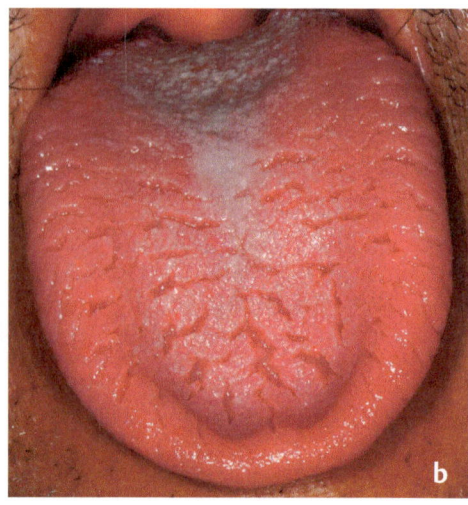

**Fig. 2-6.** (**a**, **b**) Fissuras dispersas pelo dorso e bordas de língua caracterizando quadro de língua fissurada.

consumo de chá preto, má higiene oral e xerostomia. Geralmente é assintomática, mas pode estar associada a halitose, gosto metálico, disgeusia, ardência na boca e engasgos (Fig. 2-7).[2]

Varicosidades ou varizes linguais ou sublinguais são veias dilatadas na superfície ventral da língua. Pode aparecer como parte do processo normal de envelhecimento. Sua visibilização é normal, já que a mucosa é fina e translúcida nesta região. Se os vasos se tornam dilatados e tortuosos, podem parecer redondos e pretos. A idade e o aumento da pressão venosa são fatores predisponentes. A prevalência é grande na população idosa (20%-80%).[1] As lesões tornam-se ocasionalmente trombosadas (Fig. 2-8).[2]

## ERITEMA MIGRATÓRIO (LÍNGUA GEOGRÁFICA)

Língua geográfica ou glossite migratória benigna ou eritema migratório (*migrans*) é um distúrbio de etiologia e patogênese desconhecidas, embora um padrão hereditário tenha sido sugerido. A prevalência varia de 1,0% a 2,5% e é maior em adultos. Aparece como uma área atrófica central delimitada por uma linha circinada branca elevada com vários locais da língua afetados.[1] É causado pela perda das papilas filiformes, enquanto as papilas fungiformes permanecem inalteradas. Os locais mais comuns são as margens laterais e a ponta da língua. As lesões variam em tamanho de vários milímetros a vários centímetros. Persistem

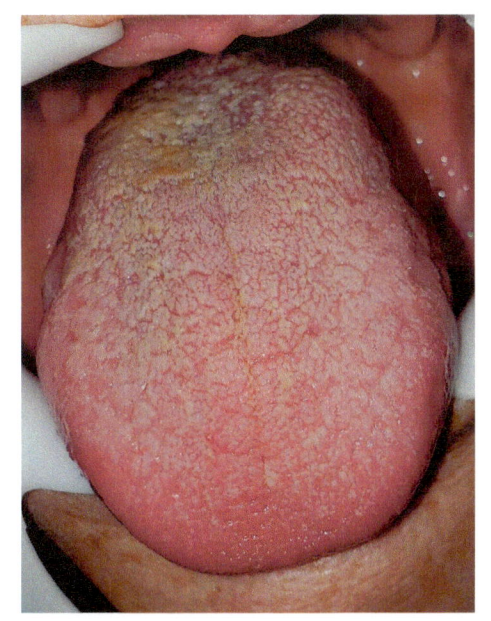

Fig. 2-7. Aumento de volume e pigmentação de papilas filiformes em paciente tabagista e que fazia uso crônico de antisséptico bucal.

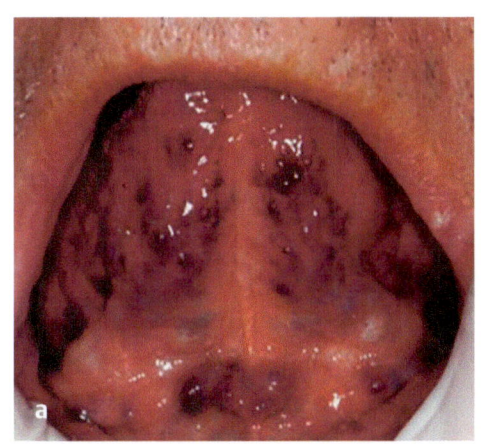

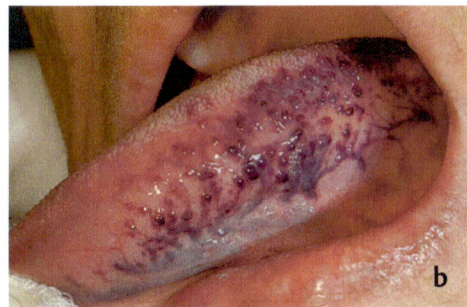

Fig. 2-8. (a,b) Presença de varizes linguais dispersas por ventre lingual e borda de língua esquerda.

por um curto período em uma área da língua e depois desaparecem para reaparecer em outra área.[9] As zonas eritematosas são mais visíveis porque são parcialmente ou completamente cercadas por uma borda recortada ou serpentiginosa branca elevada.[2] Pode aparecer ou crescer com o uso de certos medicamentos, como corticoides.[10] Apresenta características clínicas, histológicas e genéticas semelhantes às da psoríase. Normalmente não requer tratamento.[11] Se sintomáticos, enxaguantes bucais podem ser usados em caso de desconforto local (Fig. 2-9).[1]

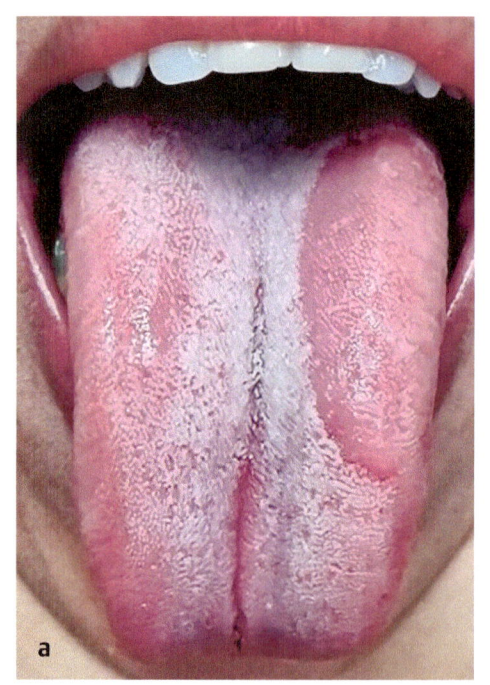

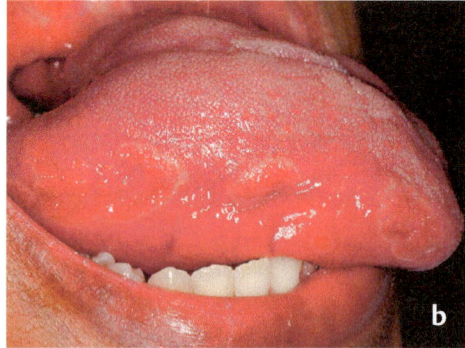

**Fig. 2-9.** (a,b) Áreas de despapilação dispersas por dorso e bordas linguais com histórico de mudança de formato de lesões e períodos de remissão.

# DOENÇAS INFECCIOSAS

## BACTERIANAS
### Amigdalolitíase
As tonsilas palatinas coletam antígenos do ar inalado, alimentos/bebidas e a microbiota. O sistema de criptas estimula a proliferação bacteriana anaeróbia. Processos imunológicos contínuos acontecem dentro do parênquima tonsilar, e inflamação mínima, potencialmente indetectável clinicamente, em geral está presente devida à exposição antigênica/microbiana constante, gerando halitose. A amigdalite caseosa crônica é caracterizada pela retenção e/ou descarga de cripta esbranquiçada semissólida de material semelhante a queijo. A mineralização desses detritos leva à formação de tonsilólitos. Costuma ser indolor, mas pode cursar com irritação na garganta, sensação de corpo estranho e descamação periódica de tonsilólitos. O manejo não cirúrgico inclui irrigação, gargarejo com solução salina, massagem amigdaliana manual ou curetagem. A resolução farmacológica pode envolver antissépticos. Amigdalectomia e várias técnicas de criptólise são relatadas para melhorar a halitose (Fig. 3-1).[12]

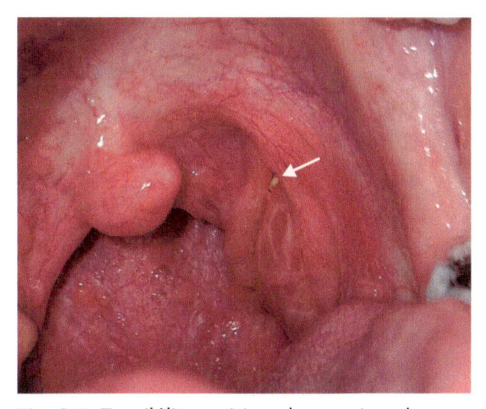

**Fig. 3-1.** Tonsilólito aprisionado em cripta de tonsila palatina.

### Sífilis
A sífilis é uma doença infecciosa causada pela espiroqueta bacteriana filamentosa anaeróbica *Treponema pallidum*. A marca registrada da sífilis primária é o cancro. A maioria dos cancros extragenitais – 40%-75% – ocorre na boca. Aproximadamente 4%-12% dos pacientes com sífilis primária apresentam cancros, vistos no lábio, língua, mucosa jugal, palato, gengiva ou pilar tonsilar, geralmente associados a linfadenopatia. Cancros, em geral, remitem espontaneamente em 3 a 8 semanas. A sífilis secundária apresenta-se com erupções cutâneas maculopapulares que podem afetar as mucosas. As manchas em mucosas são mais frequentemente encontradas no lábio e comissuras, língua, mucosa bucal e palato. Outra pequena porcentagem de pacientes com sífilis secundária pode apresentar aumento de lesões papilares cinza/brancas conhecidas como condiloma *lata*, inclusive na boca. Pacientes com sífilis terciária também podem demonstrar inflamação granulomatosa em mucosa

– *gumma*, como lesões ulceradas, nodulares ou firmes, que podem causar destruição significativa dos tecidos. Na boca, a localização mais comum é a língua ou o palato. Na língua podem produzir atrofia difusa (glossite luética) ou um padrão lobulado e irregular (glossite intersticial) (Fig. 3-2).[13]

## Tuberculose

A tuberculose é uma doença infecciosa bacteriana causada principalmente por *Mycobacterium tuberculosis*. Clinicamente, manifesta-se principalmente como lesões granulomatosas que ocorrem predominantemente nos pulmões, mas também pode afetar outros locais, como a cavidade oral. Em uma metanálise, a língua (n = 80/34,4%) foi o local mais acometido nos tecidos moles, seguida de mucosa jugal (n = 40/17,2%), gengiva (n = 40/17,2%), palato (n = 36/15,5%), lábios (n = 27/11,6%), soalho da boca (n = 5/2,1%) e glândula parótida (n = 4/1,7%). As lesões orais podem ser extremamente dolorosas e podem ocorrer na forma primária ou secundária da doença, afetando a mucosa ou os maxilares. Em geral, as lesões da mucosa aparecem como úlceras e podem ocorrer em qualquer parte da cavidade oral, principalmente o dorso lingual. As principais características histopatológicas são granulomas

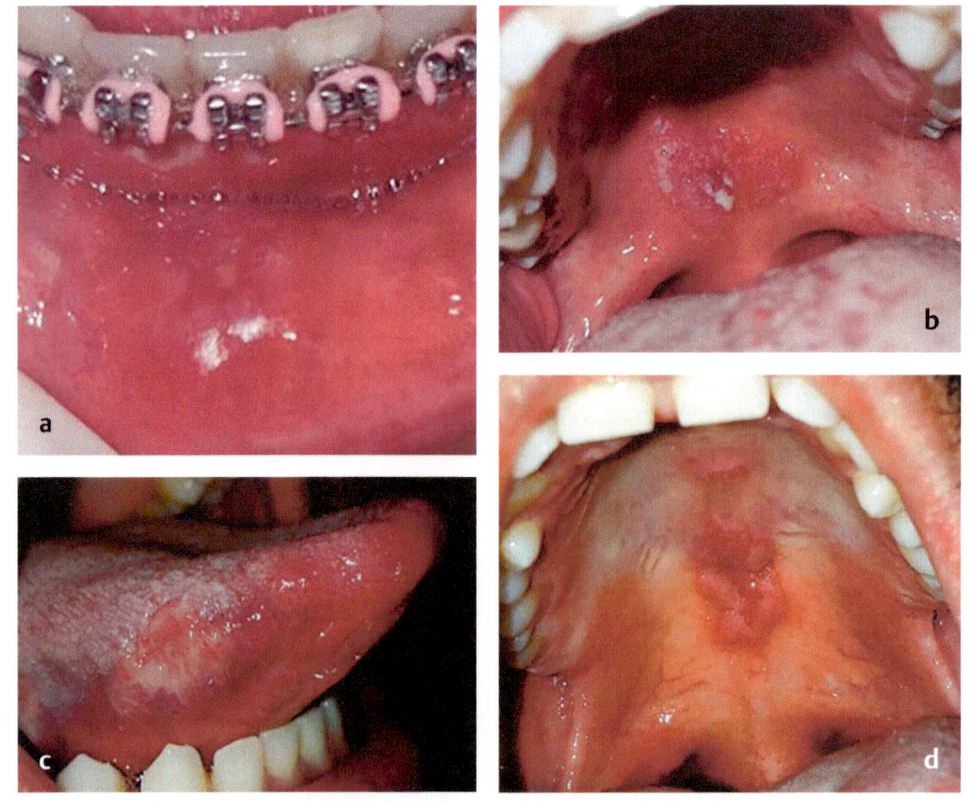

**Fig. 3-2. (a,b)** Úlceras rasas e indolores em mucosa labial e de palato mole caracterizando o cancro sifilítico presente na fase primária da sífilis. **(c-h)** Placas mucosas indolores dispersas por sítios variados de mucosa oral demonstrando os aspectos clínicos variados presentes na sífilis adquirida em sua fase secundária. *(Continua.)*

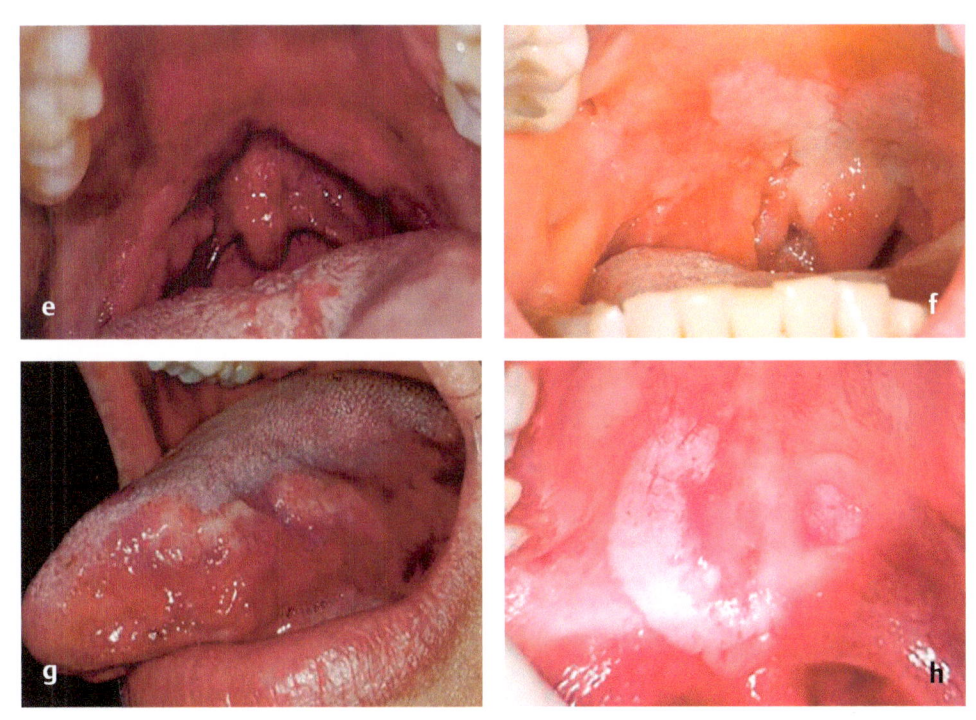

Fig. 3-2. *(Cont.)*

com células gigantes, células histiocíticas epitelioides, necrose caseosa e infiltrados linfocitários. O diagnóstico definitivo de tuberculose depende da identificação do bacilo (Fig. 3-3).[14]

## Estomatite Necrotizante

A doença periodontal necrosante consiste em uma infecção que desencadeia necrose e ulceração das papilas interdentárias, além de hemorragia gengival e muita dor. Trata-se de um termo genérico, que engloba um conjunto de doenças graves. A estomatite necrotizante é uma doença rara, de início agudo, com necrose dolorosa e destrutiva, e ulceração nas superfícies gengivais, periodontais e outras superfícies orais além da junção mucogengival (Fig. 3-4).[15]

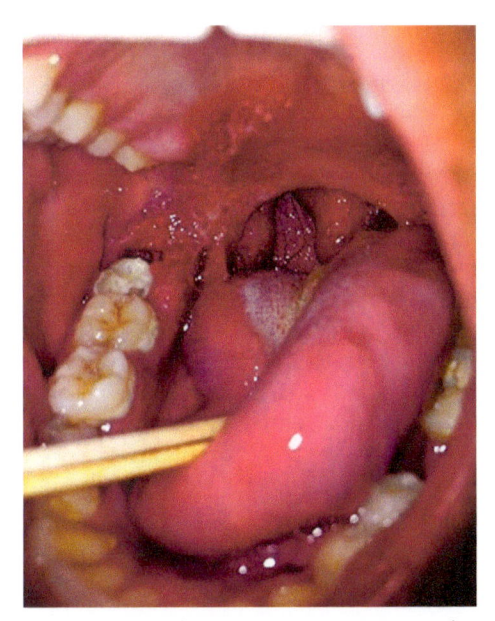

Fig. 3-3. Extensa úlcera em região trigonorretromolar, pilares palatoglosso e palatofaríngeo, e palato mole com diagnóstico histológico de tuberculose. (Imagem cedida pela Dra. Ana Cristina Kfouri Camargo.)

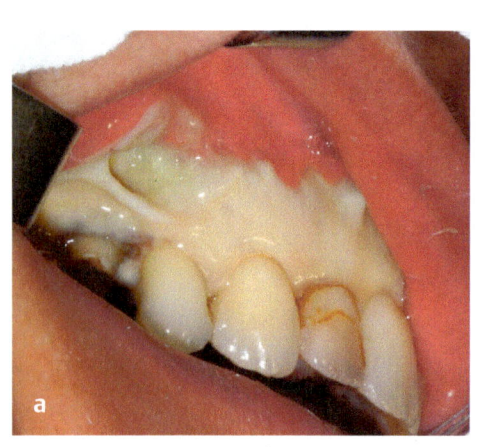

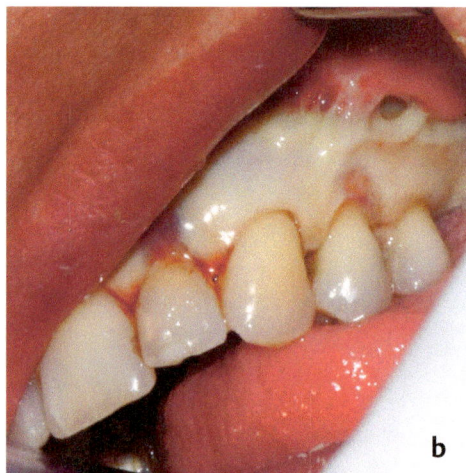

Fig. 3-4. (a,b) Extensa área de necrose estendendo-se por toda mucosa gengival e alveolar superior em paciente imunossuprimida.

## FÚNGICAS E POR PROTOZOÁRIOS
### Candidíase
Mais de 17 espécies de *Candida* podem causar infecção da mucosa oral e tecidos profundos, mas *C. albicans* continua sendo o patógeno mais frequente da candidose. A candidose oral tem recebido considerável atenção desde o advento da infecção pelo HIV e o aumento da prevalência de indivíduos comprometidos devido ao avanço de terapias modernas. Colonização por *Candida* oral e candidose obviamente aumentam os fatores iatrogênicos, como o uso generalizado de antibióticos de amplo espectro e corticoides. Na cavidade oral e orofaringe, pode causar lesões descritas como placas esbranquiçadas (candidíase pseudomembranosa aguda), embora possa manifestar-se como lesões atróficas ou outras lesões inespecíficas. Clinicamente, uma variedade de candidose oral, nomeadamente candidose pseudomembranosa, candidose eritematosa, queilite angular, glossite atrófica, glossite rômbica mediana, estomatite protética, queilocandidose, candidose mucocutânea, candidose hiperplásica e candidose orofaríngea ou candidose supurativa rara, pode ser identificada. A candidose oral frequentemente apresenta formas multifocais e mistas que geralmente são assintomáticas ou apresentam-se como dor, sabor desagradável e sensação de queimação. Pode durar por semanas, meses ou mesmo anos. O diagnóstico de qualquer forma de candidose oral é essencialmente clínico e com base em reconhecimento direto da lesão. Geralmente não é necessário realizar uma biópsia. A resposta aos antifúngicos indica que a candidose oral é a etiologia (Figs. 3-5 a 3-8).[16]

### Glossite Rômbica Mediana
A glossite rômbica mediana encontra-se anteriormente às papilas circunvaladas. Não é observada em crianças. É descrita como uma forma de candidíase hiperplásica e o termo só é usado quando as lesões são encontradas na porção central da língua. Outros fatores predisponentes incluem tabagismo, uso de próteses, uso de *sprays* ou inaladores de corticosteroides e infecção pelo HIV. A candidíase hiperplásica pode estar presente em outras áreas da boca (Fig. 3-9).[1]

DOENÇAS INFECCIOSAS 17

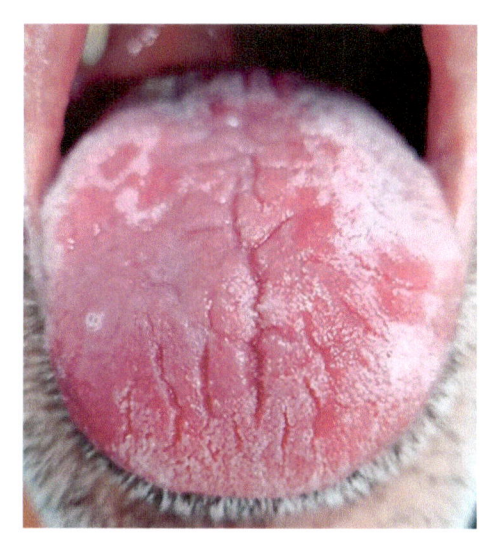

**Fig. 3-5.** Erosões dispersas por todo dorso de língua com queixa leve de prurido e ardência.

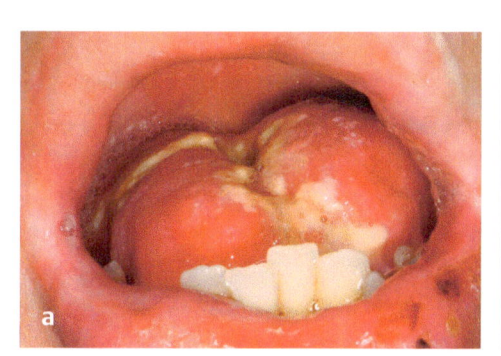

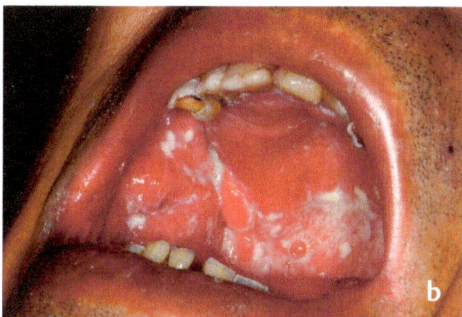

**Fig. 3-6.** (a,b) Membranas branco-amareladas dispersas por toda mucosa da boca, com mucosa adjacente erodida eritematosa em paciente imunossuprimido por terapia antineoplásica.

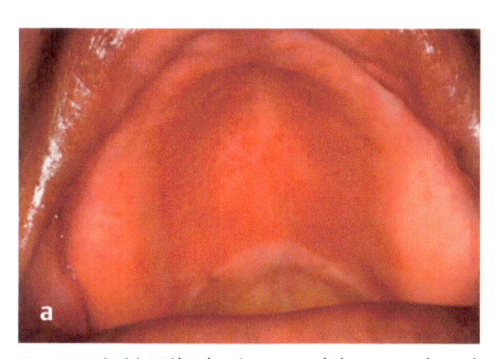

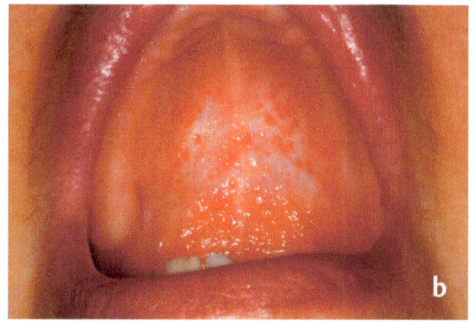

**Fig. 3-7.** (a,b) Múltiplas áreas erodidas em palato duro e rebordo alveolar restritas à área chapeável de prótese total superior.

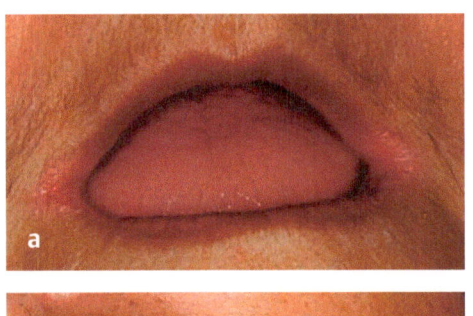

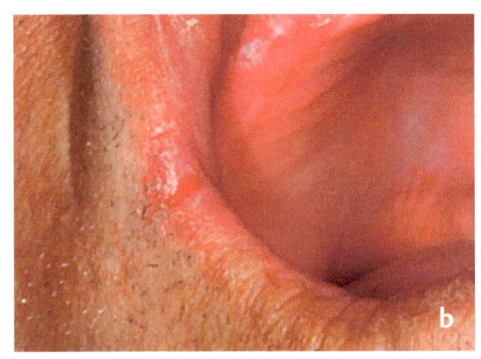

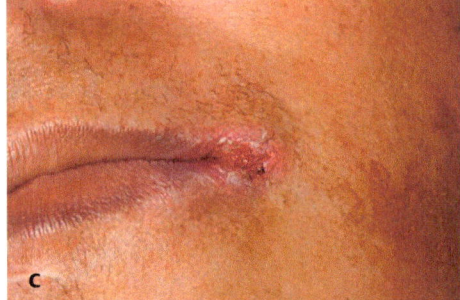

**Fig. 3-8.** (a-c) Fissuras em ângulo de boca associadas à infecção por *Candida albicans* e diminuição de dimensão vertical.

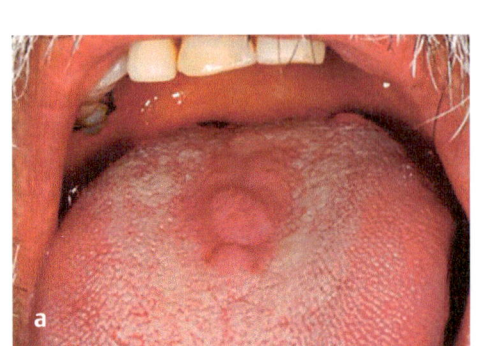

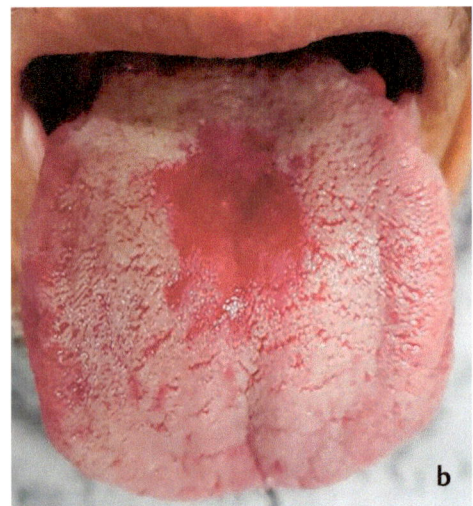

**Fig. 3-9.** (a,b) Áreas de despapilação/erosão de formato rômbico em linha média de dorso de língua em terços central e posterior.

## Paracoccidioidomicose

A paracoccidioidomicose é uma doença infecciosa granulomatosa causada pela inalação do fungo dimórfico *Paracoccidioides brasiliensis*. O solo é a principal fonte natural de conídios e as pessoas que vivem em áreas rurais representam um grupo de risco. O diagnóstico é com base na detecção de elementos fúngicos pelo exame histopatológico dos espécimes. A forma oral geralmente mostra uma hiperplasia eritematosa finamente granular, salpicada com múltiplas hemorragias pontuais e uma cor de amora. As áreas de ulceração também são frequentes. A doença afeta diferentes sítios, sendo os mais comuns gengiva/rebordo alveolar (23,2%), lábios (21,7%) e mucosa jugal (15,9%). Lesões em mais de uma localização anatômica são observadas em 53% dos casos (Fig. 3-10).[17]

## VIRAIS
### Herpes *Simplex*

O HSV tipo 1 é um vírus de DNA de fita dupla, linear e envelopado, que geralmente é adquirido durante a infância. Sua principal forma de transmissão é por meio da saliva infectada ou contato direto de lesões mucocutâneas. Na infecção primária, o vírus migra para os gânglios sensoriais ou autônomos (gânglios do trigêmeo), onde permanece dormente até a reativação (forma secundária ou recorrente). A reativação ocorre durante estados induzidos por estresse (ou seja, febre, ansiedade, estados imunocomprometidos).[18] As infecções primárias e recorrentes pelo vírus herpes *simplex* podem ocorrer em qualquer superfície mucosa, sendo comuns em lábios e gengiva. As principais formas de infecções intraorais são gengivoestomatite herpética aguda,

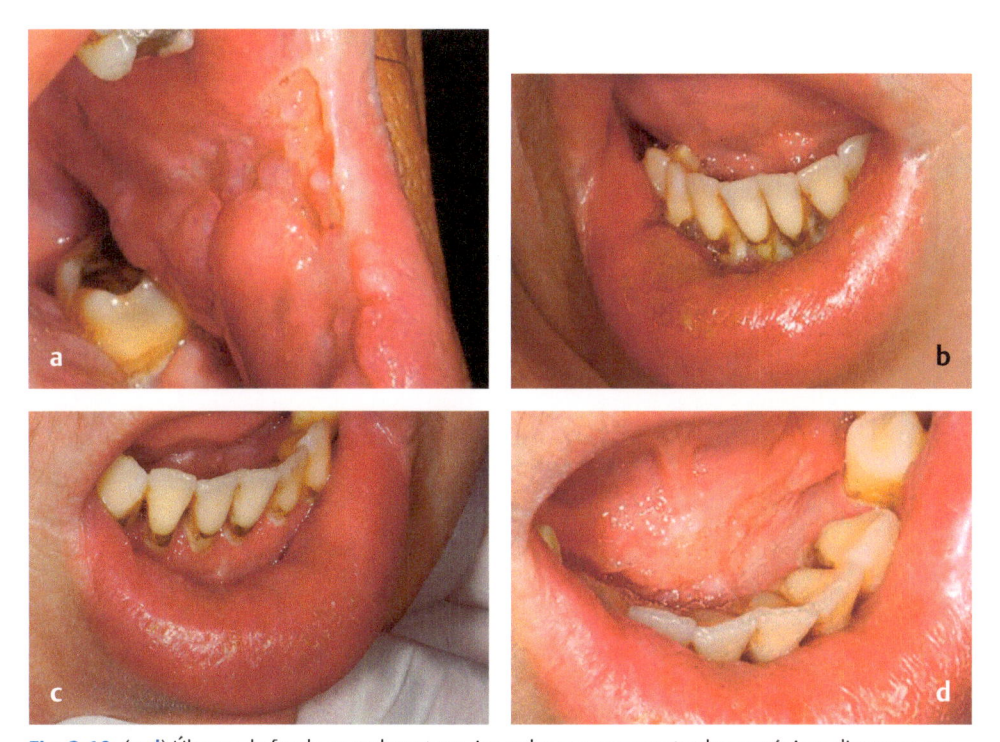

**Fig. 3-10. (a-d)** Úlceras de fundo granulomatoso, irregulares e com pontos hemorrágicos dispersas por mucosas de boca.

estomatite herpética intraoral e glossite geométrica herpética. Clinicamente, a gengivoestomatite herpética aguda é caracterizada por febre, dor de garganta, mal-estar e adenopatia dolorosa. As lesões assemelham-se a aftas com vesículas superficiais agrupadas que rompem e formam úlceras vermelhas rasas. A gengivoestomatite herpética aguda é frequentemente autolimitada; no entanto, o tratamento com antivirais orais acelerará a resolução. Glossite geométrica herpética é classicamente descrita como estrias e fissuras lineares e simétricas da face dorsal da língua em um indivíduo imunocomprometido, embora ocorram também em pacientes imunocompetentes. Testes confirmatórios podem ser realizados com amplificação da reação em cadeia da polimerase de DNA do vírus (Fig. 3-11).[11]

## Herpes-Zóster

O vírus *Varicella zoster* pode produzir varicela e varicela-zóster. A varicela costuma ocorrer na infância. O risco de herpes ao longo da vida, bem como a idade de início, é dependente do estado imunológico, com um risco aumentado em imunossuprimidos. Muitas vezes, há um pródromo de disestesias, seguido de vesiculação. O zóster é caracterizado por uma erupção localizada e unilateral seguindo a distribuição anatômica de um único gânglio nervoso sensorial. Envolvimento do ramo mandibular (V3) do nervo trigêmeo pode resultar em bolhas e ulceração da língua, soalho da boca, gengiva e mucosa jugal. A vesiculação oral é frequentemente acompanhada de envolvimento facial.

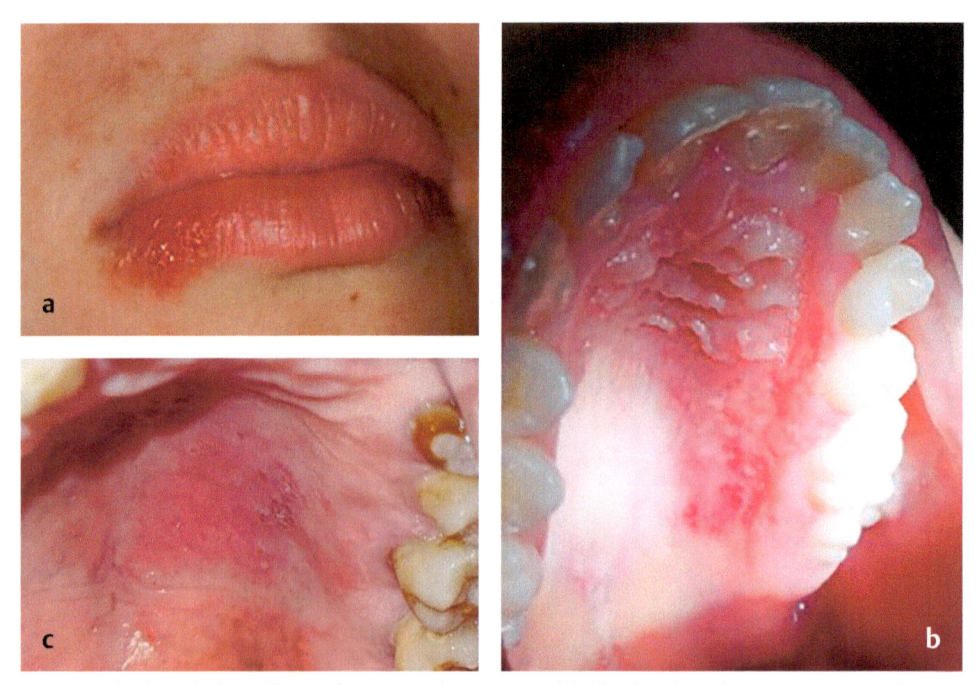

**Fig. 3-11. (a-c)** Vesículas e úlceras dispersas pela região perilabial e de palato duro com sintomatologia dolorosa presente.

Os pacientes relatam ter odontalgia, disgeusia e ageusia. O teste de reação em cadeia da polimerase do vírus *Varicella zoster* continua sendo o método mais sensível e específico de diagnóstico; no entanto, a cultura deve ser considerada em pacientes imunocomprometidos para avaliar a resistência. Os antivirais orais continuam sendo o padrão de atendimento (Fig. 3-12).[11]

## Sarampo

O sarampo é uma doença altamente contagiosa, potencialmente fatal, mas evitável por vacina, causada pelo vírus do sarampo. Sintomas incluem febre, exantema maculopapular e pelo menos um entre tosse, coriza ou conjuntivite. As manchas de Koplik, que são pequenas manchas brancas na mucosa bucal que precedem o exantema, foram questionadas como um marcador clínico confiável para o sarampo. Diagnóstico clínico, por si só, não é confiável e a investigação laboratorial de todos os casos suspeitos é claramente justificada para descartar outras condições (Fig. 3-13).[19]

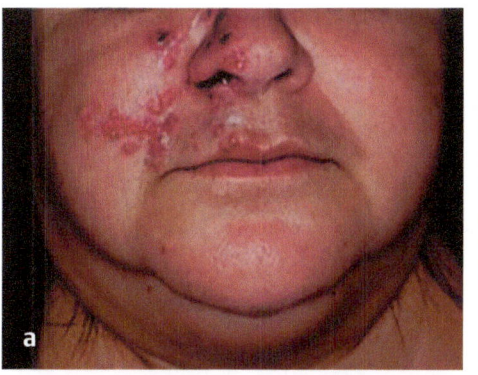

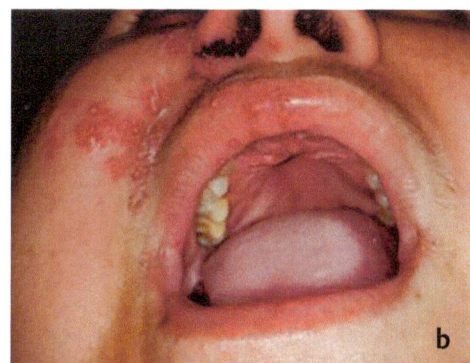

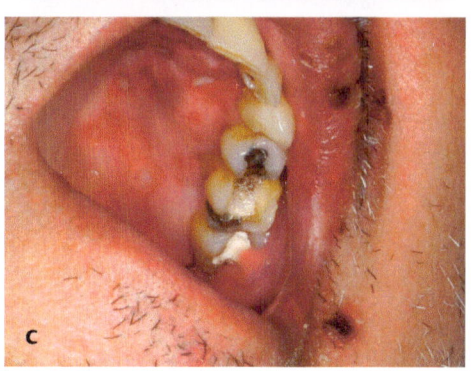

**Fig. 3-12. (a-c)** Vesículas, úlceras e crostas dispersas por hemiface, mucosas labiais, rebordo e palato de pacientes portadores de zóster. Observar que as lesões obedecem a linha média não avançando para lado contralateral.

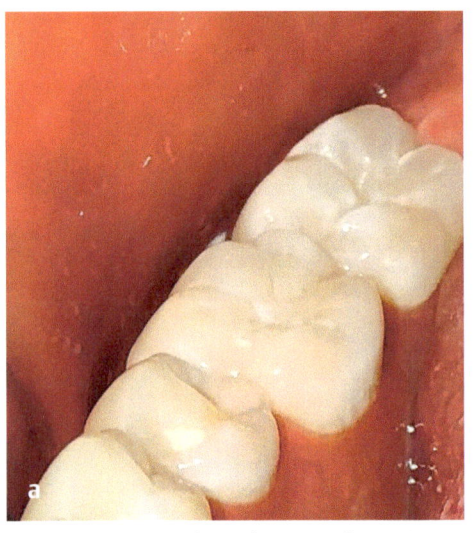

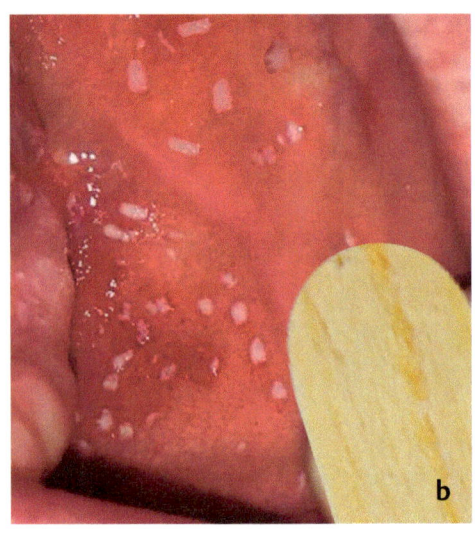

**Fig. 3-13.** (a,b) Manchas esbranquiçadas em áreas eritematosas de mucosa jugal compatíveis com as "manchas de Koplik". (Gentilmente cedida pelo Dr. Gilvan Maia.)

## AIDS

As lesões orais no HIV não são sinais diretos da infecção, mas refletem a imunossupressão do paciente infectado. São uma indicação comum para o teste de HIV e são mais comuns em pessoas com baixa contagem de linfócitos CD4. Em pacientes HIV-positivos, muitas vezes podem ser vistas lesões orais causadas por vírus do herpes *simplex*, HPV, leucoplasia pilosa oral ou reativações de citomegalovírus. Além disso, após a soroconversão da infecção pelo HIV, eritema oral e ulcerações podem aparecer.[20]

O sarcoma de Kaposi é uma malignidade vascular rara em uma população endêmica; no entanto, sua forma epidêmica tornou-se um achado mais comum com a epidemia de HIV/AIDS. A forma oral afeta mais frequentemente o palato duro e mole, gengiva e dorso da língua com placas ou tumores de coloração variando de não pigmentada a marrom-avermelhada ou violeta. Pode ser o primeiro sinal de uma infecção oculta pelo HIV (Fig. 3-14).[11]

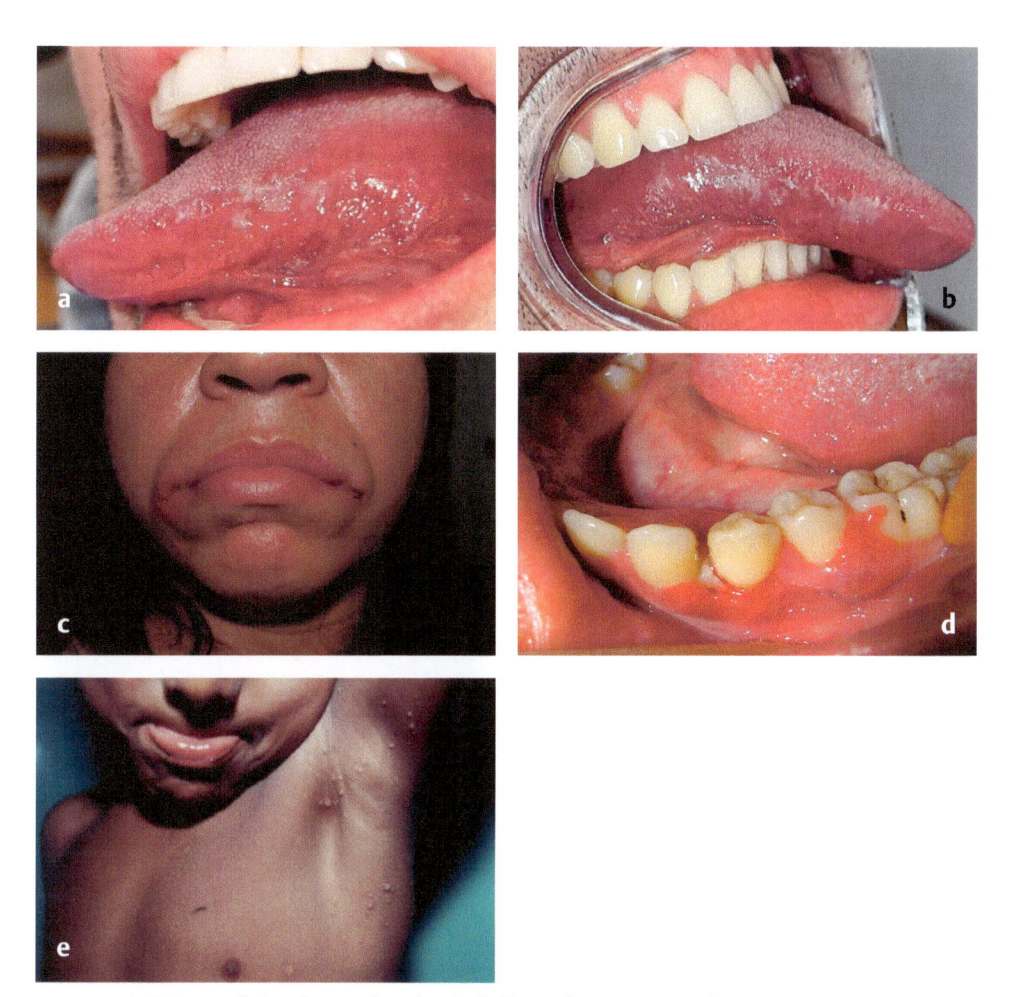

**Fig. 3-14.** (**a,b**) Leucoplasia pilosa oral em borda de língua direita e esquerda em paciente soropositivo para o HIV em AIDS. (**c**) Queilite angular severa oportunista em paciente soropositivo para o HIV em AIDS. (Imagem gentilmente cedida pelo Dr. Victor Perez Teixeira.) (**d**) Periodontite ulcerativa necrotizante evoluindo com sequestro ósseo em paciente soropositivo para o HIV em AIDS. (Imagem gentilmente cedida pelo Dr. Victor Perez Teixeira.) (**e**) Molusco contagioso em vermelhão de lábio inferior e região axilar de criança não soropositiva para o HIV. Vale aqui ressaltar que essas lesões em imunossuprimidos pelo HIV se apresentam com aspecto semelhante, porém mais exuberantes. (Imagem gentilmente cedida pela Dra. Darlene Polito.)

# LESÕES TRAUMÁTICAS

## LINEA ALBA
A *linea alba buccalis* é uma linha horizontal cinza-esbranquiçado na mucosa jugal que se orienta paralelamente ao plano oclusal dos dentes. Em geral, apresenta-se bilateralmente na cavidade oral como uma resposta hiperceratótica à pressão negativa que puxa a mucosa bucal em direção aos dentes.[2] A área hiperceratótica está associada a pressão repetitiva, trauma por fricção ou outros hábitos parafuncionais das superfícies vestibulares da dentição. Está presente na cavidade oral em cerca de 13% da população e não necessita de tratamento (Fig. 4-1).[21]

## MASTIGAÇÃO CRÔNICA DA BOCHECHA
A atividade mastigatória habitual, repetitiva e parafuncional contra o delicado tecido da mucosa bucal não queratinizado pode resultar em uma superfície esbranquiçada e irregular – mordida crônica da bochecha. Essas áreas são encontradas unilateral ou bilateralmente nas proximidades e lateralmente às superfícies oclusais da dentição. A aparência histológica é compatível com hiperqueratose. Normalmente, não há tratamento além de tranquilização (Fig. 4-2).[21]

## QUEIMADURAS ELÉTRICAS E TÉRMICAS
A maioria das queimaduras orais é superficial e sem complicações, requerendo tratamento de suporte para promover a cicatrização. Queimaduras graves de espessura total são, felizmente, raras. Queimaduras térmicas de alta temperatura ou queimaduras termogênicas são mais frequentemente causadas pela ingestão acidental de substâncias. São tipicamente superficiais ou parciais, dado que o contato com a mucosa é frequentemente transitório, seguido de expulsão ou deglutição rápida do agente ao contato inicial. Exposição prolongada ou intensa ao calor, no entanto, pode causar queimaduras profundas que podem progredir para o envolvimento total de mucosa e tecidos subjacentes. Em queimaduras térmicas de baixa temperatura ou queimaduras criogênicas, o frio extremo afasta o calor da mucosa oral e reduz criticamente a temperatura na área de contato. Isso inflige uma "queimadura a frio", em que o

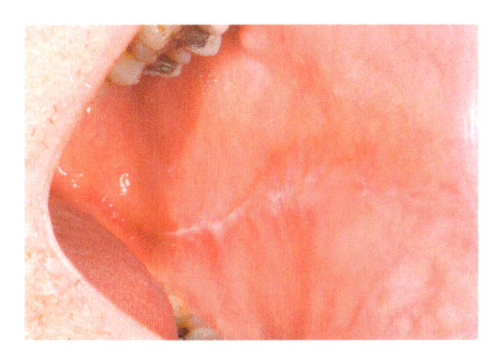

**Fig. 4-1.** Placa branca retilínea estendendo-se por todo terço médio da mucosa jugal esquerda em região de oclusão de dentes.

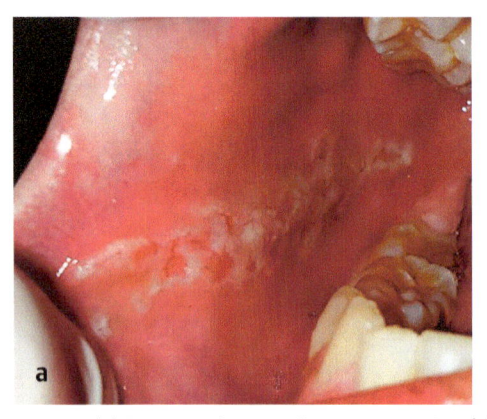

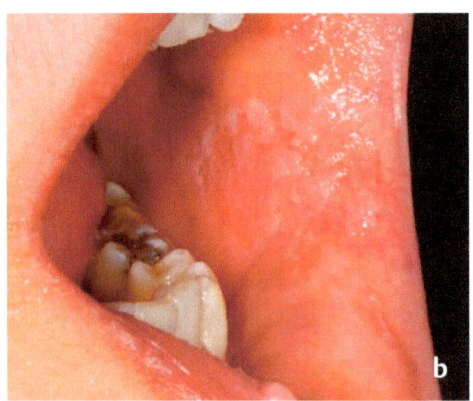

**Fig. 4-2. (a)** Descamação e erosão em mucosa jugal direita em paciente sob efeito de metanfetamina. **(b)** Descamação e erosões rasas em mucosa jugal esquerda de paciente que tinha o hábito de mordiscar a mucosa em momentos de ansiedade.

rápido equilíbrio da temperatura resulta em uma lesão necrótica induzida pelo frio da mucosa afetada. Além disso, o risco de avulsão tecidual e subsequente infecção é aumentado. Gelo seco e nitrogênio líquidos são possíveis agentes. As queimaduras químicas orais são induzidas por ácidos ou álcalis. Os ácidos causam necrose de coagulação da superfície epitelial, deixando uma escara que limita a penetração do ácido na camada submucosa mais profunda. Já os álcalis causam necrose de liquefação do epitélio células, o que permite exacerbar a lesão via solubilização proteica e saponificação gordurosa nas camadas mais profundas da submucosa, com pior prognóstico. Queimaduras elétricas compreendem uma minoria dos casos, contudo podem resultar em lesões intraorais que se manifestam extraoralmente. São categorizadas como tipo arco ou por contato, sendo o tipo arco mais comum intraoralmente (Fig. 4-3).[22]

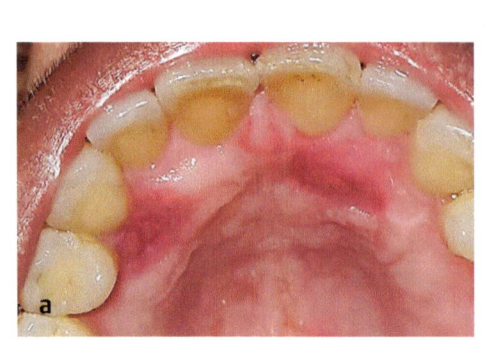

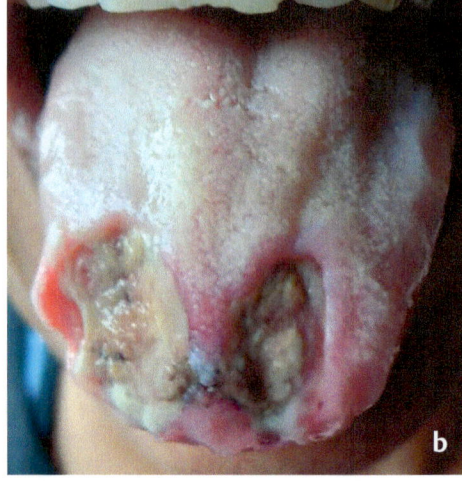

**Fig. 4-3. (a,b)** Extensas úlceras em mucosa palatina e lingual associadas a trauma por choque elétrico.

## HEMORRAGIA SUBMUCOSA

Eventos traumáticos podem resultar em hemorragia submucosa na cavidade oral. Trauma brusco nesta região pode causar a formação de hematoma. A hemorragia apresenta-se como zona elevada ou plana com a coloração variando do vermelho ao negro azulado. Mucosa labial e jugal são as mais comumente acometidas (Fig. 4-4).

## TATUAGEM POR AMÁLGAMA

Tatuagens com sais de metais pesados por materiais dentários (remoção de obturações de amálgama) ou tatuagens pós-radiação podem causar pigmentação da mucosa oral.[10] Uma pigmentação ou tatuagem de amálgama é um achado relativamente comum na mucosa oral. A tatuagem de amálgama é causada pela introdução de amálgama em tecidos moles. A lesão representa partículas de amálgama embutidas e geralmente manifesta-se como uma coloração azulada ou mácula preta em uma ou mais áreas mucosas. Embora a tatuagem de amálgama muitas vezes possa ser diagnosticada clinicamente com facilidade, às vezes não pode ser visualmente diferenciada de outras lesões pigmentadas.[23] A história clínica é essencial (Fig. 4-5).

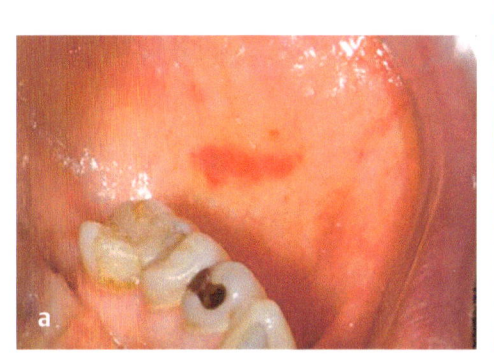

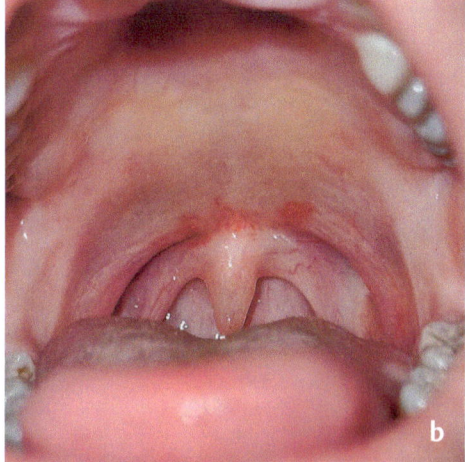

Fig. 4-4. (a) Mancha avermelhada em mucosa jugal associada a trauma de dente na região. (b) Mancha avermelhada em palato mole por trauma de intubação orotraqueal.

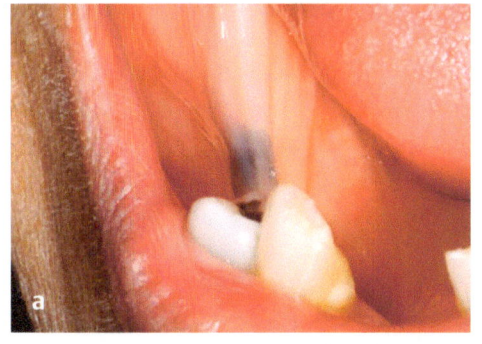

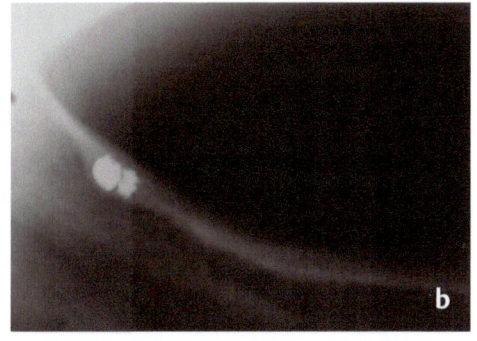

Fig. 4-5. (a) Mancha preta/azulada bem delimitada em rebordo alveolar inferior de paciente com histórico recente de troca de restauração de amálgama. (b) Radiografia periapical evidenciando imagem radiopaca compatível com presença de material metálico.

## MELANOSE DO TABAGISTA

Relativamente frequente e relacionada com o tabagismo ativo, localiza-se preferencialmente nas gengivas, palato, lábios e bochechas internas (Fig. 4-6).[10]

## PIGMENTAÇÕES DA MUCOSA ORAL RELACIONADAS COM AS DROGAS

Muitos medicamentos podem induzir a pigmentação da mucosa oral, que geralmente é mais comum no palato ou no resto da cavidade oral do que na língua: subsalicilato de bismuto, arsênico, inibidores da bomba de prótons (em associação com uma antibioticoterapia direcionada contra o *Helicobacter pylori*) e quimioterápicos (bussulfan, bleomicina, ciclofosfamida, cisplatina, 5-FU, doxorrubicina, capecitabina). A pigmentação também pode ser causada por ingestão prolongada de clorexidina (enxaguantes bucais), certos antipsicóticos (fenotiazina), peginterferon combinado com ribavirina, antimaláricos de síntese (nivaquina), ciclinas (minociclina) ou por inalação de heroína (máculas negras dorsolinguais) (Fig. 4-7).[10]

## ÚLCERA TRAUMÁTICA

A ulceração é um sinal comum de apresentação de um amplo espectro de doenças da cavidade oral. A maioria das lesões ulcerativas da mucosa oral enquadra-se em infecção relacionada com o sistema imunológico, traumática ou neoplásica. As ulcerações orais resultantes de infecções podem apresentar dificuldades diagnósticas devidas aos sintomas inespecíficos. A maioria das doenças ulcerativas imunomediadas é caracteristicamente persistente e recorrente. De particular importância é a identificação de possíveis medicamentos desencadeantes ou sintomas concomitantes que possam indicar a doença. A ulceração pode ainda resultar de produtos químicos, traumas térmicos, elétricos ou mecânicos, agudos ou crônicos. Uma história cuidadosa de início do quadro

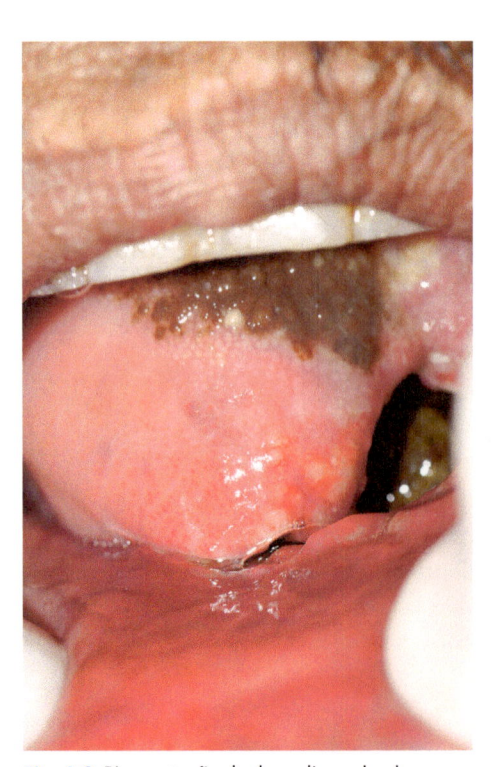

**Fig. 4-6.** Pigmentação de dorso lingual pelo uso crônico do tabaco em paciente portador de extensa neoplasia maligna de assoalho bucal.

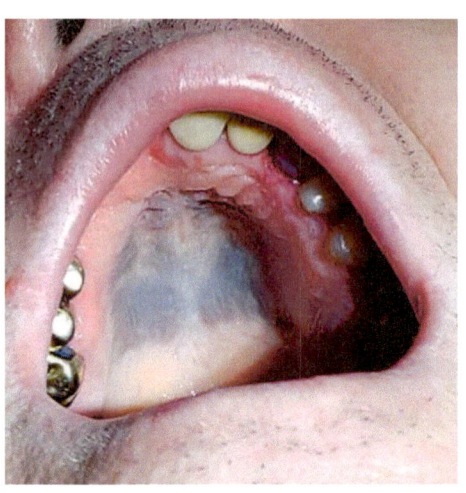

**Fig. 4-7.** Mancha azulada em palato de paciente que fazia uso crônico de cloroquina.

e potenciais eventos desencadeantes, juntamente com uma cuidadosa inspeção física da lesão em relação às restaurações e aparelhos dentários, é importante para classificar adequadamente essas lesões. As úlceras resultantes de trauma agudo geralmente se resolvem em 14 dias, mas as úlceras crônicas podem não apresentar uma fonte clara e óbvia de trauma e podem exigir biópsia para descartar neoplasia ou outras condições. Uma preocupação significativa em relação às úlceras orais é o diagnóstico preciso de lesões malignas ulceradas que mimetizam ulcerações benignas (Fig. 4-8).[24]

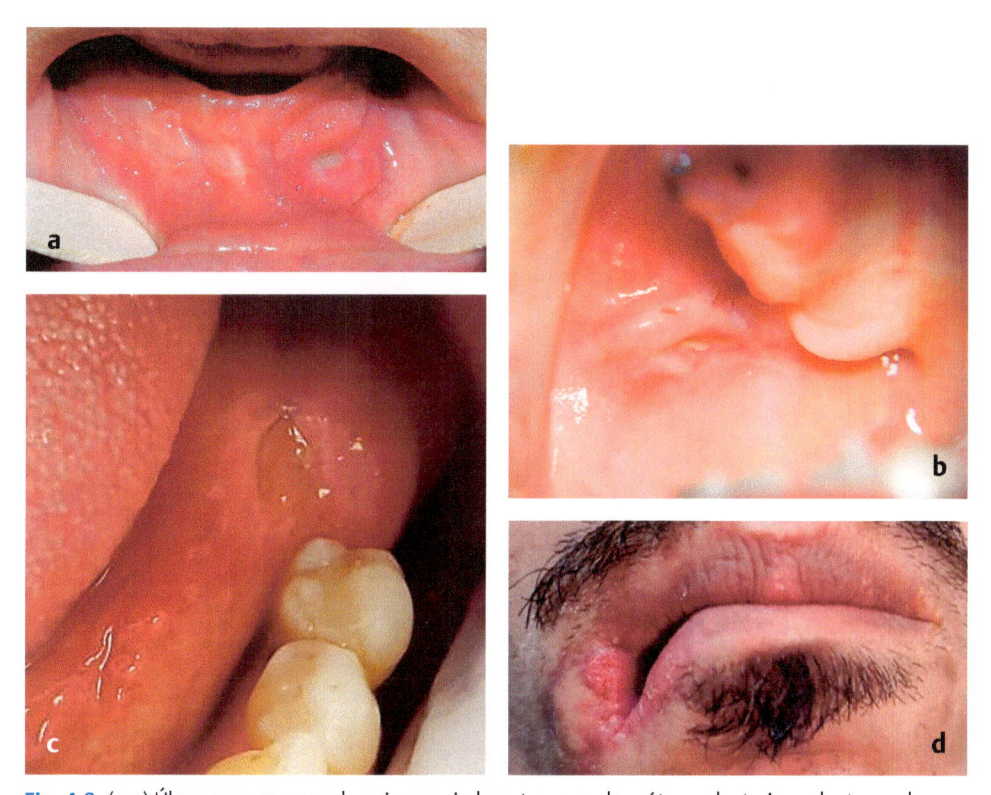

**Fig. 4-8.** (**a-c**) Úlceras em mucosas bucais associadas a traumas de próteses dentarias e dentes mal posicionados. (**d**) Extensa perda tecidual de vermelhão de lábio e pele perilabial associada a trauma por mordedura.

# PROCESSOS PROLIFERATIVOS NÃO NEOPLÁSICOS

**CAPÍTULO 5**

## HIPERPLASIA FIBROSA

As lesões reativas são clinicopatologicamente benignas, reativas, solitárias, edemaciadas ocorrendo devido a tecido crônico e lesão recorrente levando a tecido extremo ou resposta exuberante. São comumente evidentes na gengiva e, às vezes, outros sítios são envolvidos. São normalmente desenvolvidas em resposta à inflamação crônica causada por várias formas de irritações crônicas de baixo grau para a mucosa bucal. A hiperplasia fibrosa inflamatória apresenta-se como crescimento gengival vermelho e frágil. Histologicamente, consiste em infiltração de células predominantemente inflamatória, ingurgitamento vascular e edema (Fig. 5-1).[25]

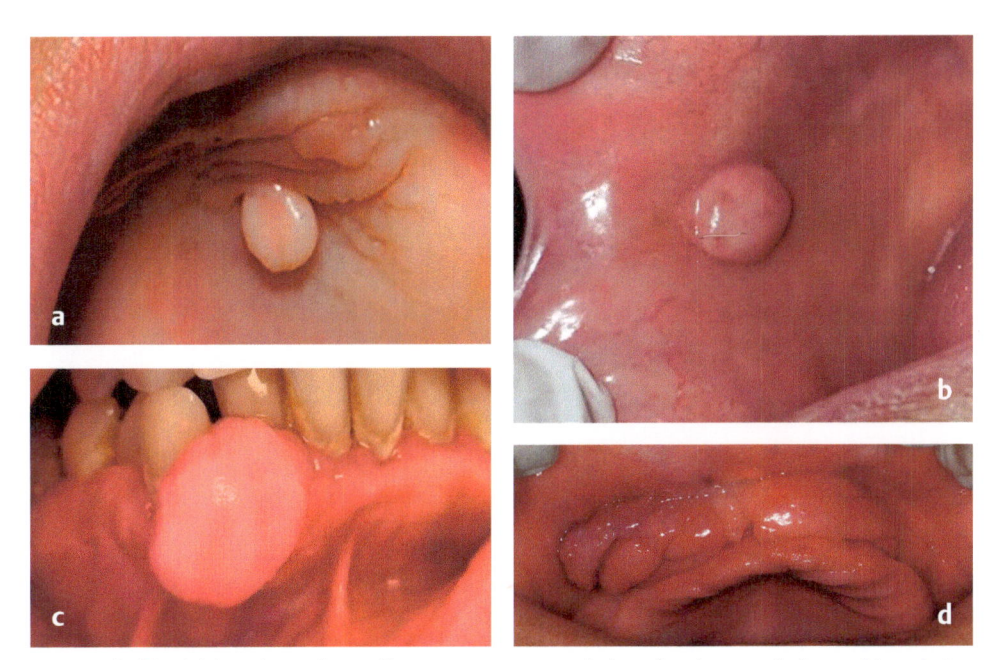

**Fig. 5-1.** (**a, b**) Nódulos, róseos, lisos e fibrosos em mucosa palatina e jugal compatíveis com hiperplasia fibrosa focal. (**c**) Nódulo, róseo, liso e fibroso em gengiva inserida compatível com hiperplasia fibrosa gengival. (**d-f**) Nódulos cordoniformes, lisos, avermelhados, em região de fundo de sulco vestibular e rebordo alveolar, associados a trauma crônico de próteses totais compatíveis com hiperplasia fibrosa inflamatória. *(Continua.)*

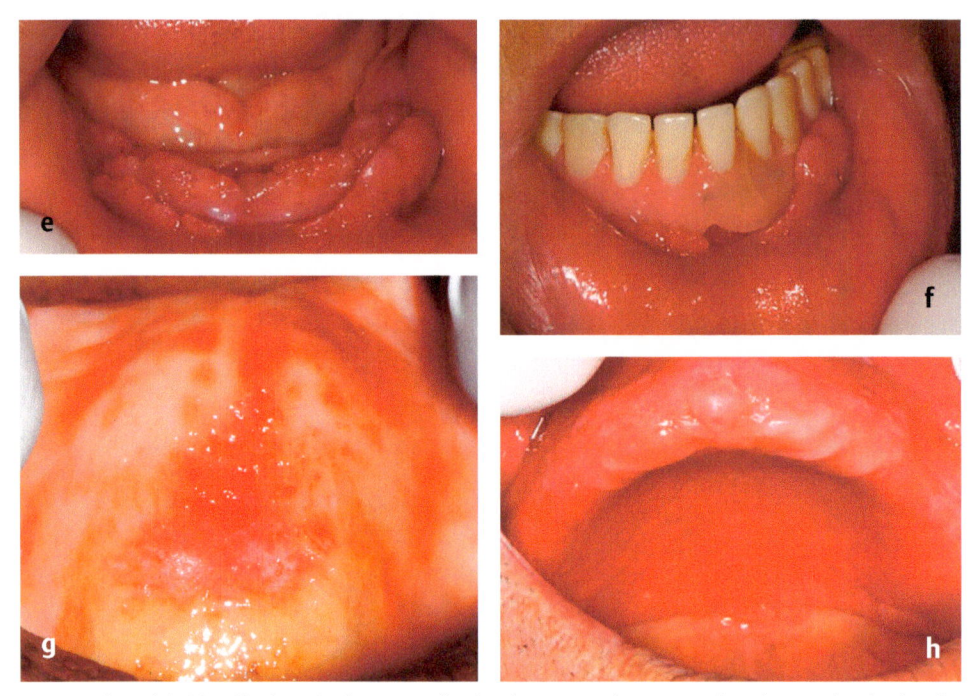

**Fig. 5-1.** *(Cont.)* (g,h) Múltiplas pápulas avermelhadas dispersas pela mucosa de palato e rebordo alveolar superior, associadas a trauma crônico de prótese total compatível com hiperplasia papilar inflamatória.

## GRANULOMA PIOGÊNICO

O granuloma piogênico é uma lesão vascular inflamatória benigna comum que pode ocorrer na cavidade oral. O termo é um equívoco porque a lesão não é causada por bactérias nem é um granuloma verdadeiro. Muitos fatores podem estimular sua formação, incluindo trauma, inflamação local crônica, influências hormonais ou medicamentos. Um terço está associado à lesão traumática e cerca de 5% ocorrem durante gravidez, mais comumente durante o segundo ou terceiro trimestre. É comumente visto em mulheres e adultos jovens na segunda década de vida. Apresenta-se como uma pápula ou nódulo vermelho a vermelho-púrpura, liso, variando em tamanho de vários milímetros a cerca de 2,5 cm. Lesões podem ser solitárias ou múltiplas e sésseis ou pedunculadas. Normalmente há um período de rápido crescimento antes que estabilizem. Trauma normalmente faz com que sangrem. Cerca de 75% na cavidade oral desenvolvem-se em gengiva superior anterior, lábios, língua e mucosa jugal (Fig. 5-2).[26]

## LESÃO PERIFÉRICA DE CÉLULAS GIGANTES

Granulomas periféricos de células gigantes são lesões orais reativas de mucosa. Parecem surgir dos osteoclastos ou do fagócito mononuclear células. As lesões são duas vezes mais prevalentes em mulheres. A probabilidade de ser afetado é maior para mulheres e homens na quinta e segunda décadas de vida, respectivamente. As lesões são tipicamente moles, esponjosas e sangram facilmente. A coloração da lesão é mais frequentemente vermelha, mas as lesões também podem aparecer em tons de roxo, azul, rosa, marrom ou branco. Podem aparecer em qualquer

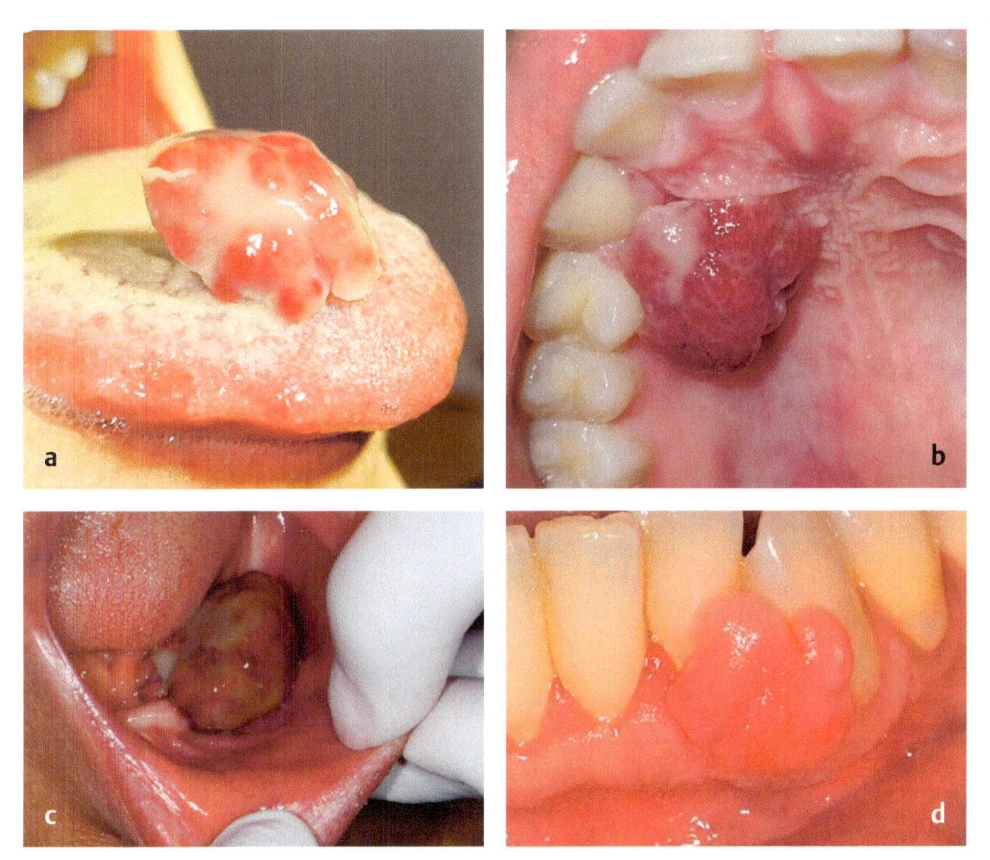

**Fig. 5-2. (a-d)** Nódulos ora avermelhados ora arroxeados, em mucosa bucal, com história de trauma prévio e episódios de sangramento caracterizando lesões de granuloma piogênico.

parte da cavidade oral, mas os locais mais comuns são as regiões de incisivos e caninos, com maior probabilidade de envolver a mandíbula do que a maxila. O tamanho varia muito, tendo a maioria das lesões acima de 2 cm em diâmetro. Ulceração ocorre em traumas repetidos na lesão. O exame histológico revela numerosas células gigantes multinucleadas dispersas por toda a proliferação de células mesenquimais fusiformes e ovoides. As lesões podem apresentar extenso crescimento capilar. A superfície epitelial escamosa estratificada será evidente e, muitas vezes, ulcerada. Inflamação aguda e crônica células e hemorragia podem estar presentes, juntamente com hemossiderina (Fig. 5-3).[26]

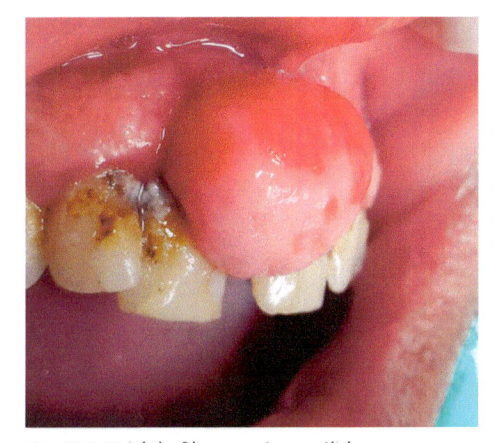

**Fig. 5-3.** Nódulo fibroso, róseo pálido, com ulceração superficial em gengiva inserida associado à história de trauma crônico por cálculo dental e mal posicionamento dos dentes.

## FIBROMA OSSIFICANTE PERIFÉRICO

O fibroma ossificante periférico é uma lesão inflamatória/reativa comum observada exclusivamente nos tecidos periodontais. Afeta principalmente a maxila anterior de adultos jovens e mulheres, e fatores irritantes locais, como trauma, biofilme dental, cálculo e restaurações irregulares, têm sido associados a essa lesão. Embora sua patogênese ainda não esteja clara, acredita-se que possa ter origem nos tecidos moles ou no periósteo da gengiva, bem como no ligamento periodontal superficial. É uma lesão indolente que apresenta semelhança clínica com outras lesões reativas gengivais, tornando seu diagnóstico clínico um desafio. A análise histopatológica é essencial para o diagnóstico definitivo. Clinicamente, surge como uma massa gengival com potencial de crescimento progressivo, geralmente sem alterações radiográficas, mas áreas radiopacas podem ser identificadas. Geralmente se apresenta como uma pequena lesão nodular de crescimento lento, não excedendo 2 cm de diâmetro, assintomática, bem delimitada e com base pedunculada ou séssil (Fig. 5-4).[27]

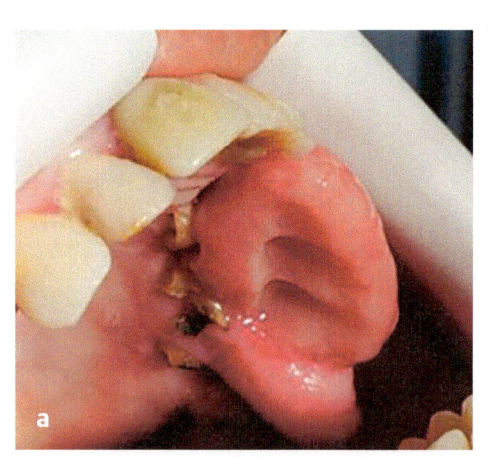

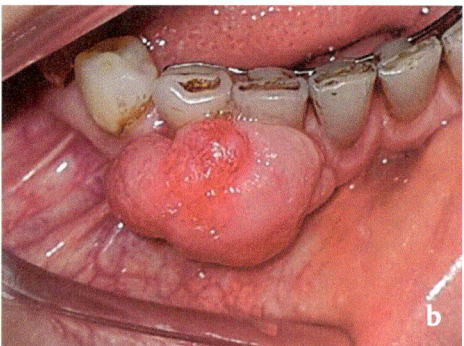

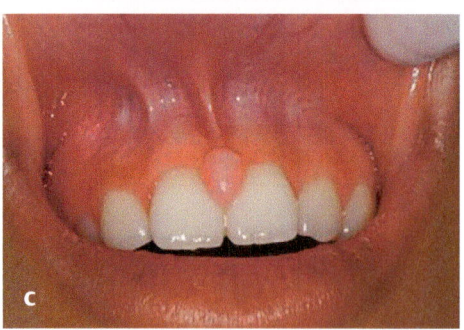

**Fig. 5-4. (a-c)** Nódulos de consistência firme, indolores, de crescimento lento localizados exclusivamente em gengivas.

# DOENÇAS IMUNOLÓGICAS E ALÉRGICAS

## AFTAS

Estomatite aftosa recorrente, também chamada de afta, é uma doença imunomediada comum, presente em até 20% da população. Geralmente se manifesta na infância ou adolescência e torna-se menos frequente na idade adulta (> 40 anos). A frequência é variável, mas os pacientes muitas vezes apresentam úlceras orais por ano ou mensalmente. Algumas mulheres podem desenvolver pequenas ulcerações orais (aftas) alguns dias antes do ciclo menstrual. As ulcerações variam em tamanho e profundidade. Apresentam-se como lesões rasas arredondadas cobertas por uma camada de fibrina amarelada com eritema circundante. Geralmente afetam a mucosa não queratinizada (principalmente a mucosa labial e a jugal) e resolvem-se sem cicatrizes entre os episódios.[28] A afta oral tem um efeito importante sobre a qualidade de vida dos pacientes, causando muita dor e dificuldade de mastigação e fala.[29] Classifica-se em três formas: menor, maior e herpetiforme. A afta menor é a forma mais comum, geralmente com menos de 1 cm de diâmetro, podendo ser única ou múltiplas. Costuma curar-se dentro de 7 a 10 dias. As aftas maiores são superiores a 1 cm de diâmetro, profundas e dolorosas. Na estomatite aftosa herpetiforme, os pacientes apresentam várias pequenas úlceras que se assemelham à infecção pelo herpes-vírus simples. Pacientes com estomatite aftosa grave quase nunca estão livres de úlcera e, como resultado, apresentam dor oral, desnutrição e perda de peso (Fig. 6-1).[28]

## SÍNDROME DE BEHÇET

A síndrome de Behçet ou doença de Behçet é uma doença inflamatória caracterizada por úlceras aftosas orais recorrentes e numerosas manifestações sistêmicas, incluindo úlceras genitais; lesões de pele; artrite; e doenças vasculares, gastrointestinais, oculares e neurológicas. Geralmente surge por volta da terceira ou quarta década de vida e ambos os sexos são igualmente afetados. É reconhecido ser desencadeada pela exposição a fatores ambientais (p. ex., agentes infecciosos) em indivíduos com suscetibilidade genética. As úlceras mucocutâneas recorrentes e geralmente dolorosas são características, e, muitas vezes, precedem outras manifestações. A maioria dos pacientes tem úlceras compostas (geralmente múltiplas) envolvendo a maior parte da mucosa oral. As úlceras são redondas ou ovais, com limites claros, base necrótica branco-amarelada e eritema circundante que não deixa cicatrizes em 1 a 3 semanas após a recuperação (Fig. 6-2).[30]

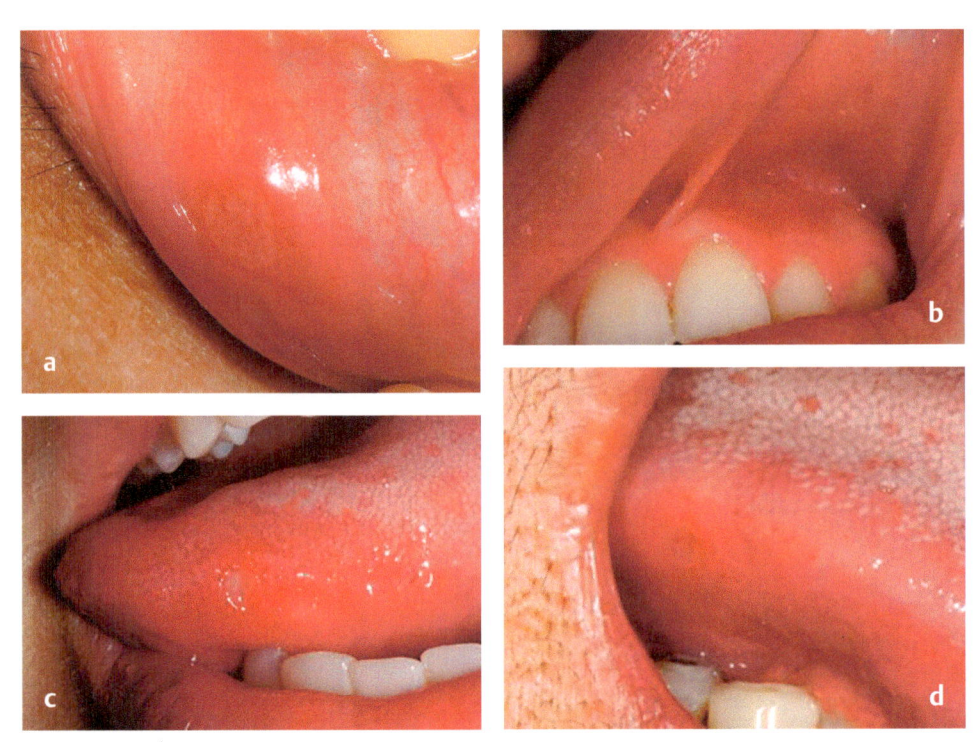

**Fig. 6-1. (a-d)** Úlceras circunscritas de halo avermelhado e fundo recoberto por membrana fibrinopurulenta amarelada, localizadas em mucosa bucal de revestimento não queratinizada e sem histórico de trauma local.

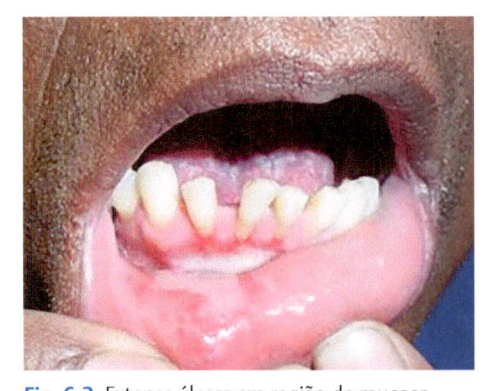

**Fig. 6-2.** Extensa úlcera em região de mucosa gengival e mucosa labial em portador de doença de Behçet.

## GRANULOMATOSE DE WEGENER

A granulomatose de Wegener é uma doença sistêmica caracterizada por vasculite necrosante granulomatosa com acometimento preferencial das vias aéreas superiores e inferiores, pulmões, glomerulonefrite e graus variados de vasculite sistêmica. Acomete homens e mulheres sem predileção por sexo, com maior frequência na quinta década de vida, podendo ocorrer, no entanto, em qualquer faixa etária. Os sinais e sintomas iniciais são inespecíficos e o tempo até o diagnóstico pode ser prolongado, principalmente nos casos de evolução mais indolente. Inflamação oral pode manifestar-se como lesões aftosas e eritematosas (Fig. 6-3).[31]

# DOENÇAS IMUNOLÓGICAS E ALÉRGICAS

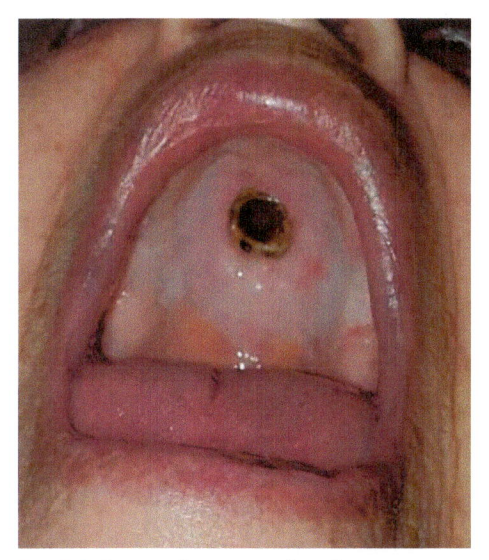

**Fig. 6-3.** Extensa úlcera em palato duro em paciente diagnosticado com granulomatose de Wegener.

## REAÇÕES ALÉRGICAS

Há um amplo espectro de sinais clínicos e sintomas de doenças orais e periorais que podem estar relacionadas com alergias, como reações liquenoides, queilite, estomatite, gengivite, dermatite perioral, sensação de queimação, inchaço dos lábios e face etc. Reações alérgicas precoces com manifestações nas regiões oral e perioral manifestam-se principalmente com angioedema, mas, às vezes, podem incluir parestesia oral e sensação de queimação, apontando para a síndrome de alergia oral. Por outro lado, vários materiais usados em procedimentos odontológicos podem causar tanto contato alérgico (retardado) quanto reações de contato não alérgicas (reações de contato irritantes, tóxicas). Entre os materiais odontológicos, os alérgenos mais frequentes são as ligas dentárias, seguidas pelos materiais de borracha, polímeros e acrilatos. As reações alérgicas aos anestésicos locais são muito incomuns. Foram relatados casos de reações adversas de pacientes a luvas de látex usadas por profissionais de saúde bucal. Alguns pacientes apresentam sintomas de queimação e parestesias sem lesões orais clinicamente evidentes, enquanto outros pacientes apresentam sinais clínicos claros, como alterações do tecido liquenoide ou ulcerações orais (Fig. 6-4).[32]

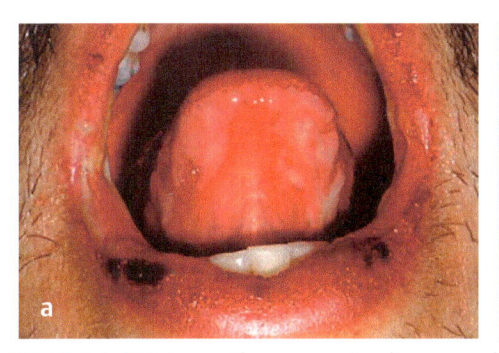

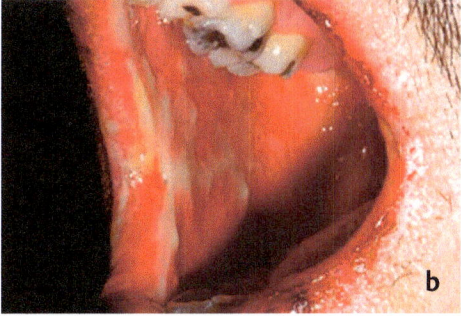

**Fig. 6-4.** (a,b) Extensas úlceras e crostas dispersas pelas mucosas da boca em paciente com reação alérgica a analgésico.

## ANGIOEDEMA

O angioedema é definido como edema autolimitado da pele ou mucosas, incluindo os tratos respiratório e gastrointestinal, com resolução completa na maioria dos casos, devido ao aumento da permeabilidade dos capilares, mucosas, submucosas e vênulas pós-capilares, com consequente vazamento de plasma.[33] O angioedema pode ser induzido por vários fatores e alérgenos, como medicamentos, alimentos, conservantes, cosméticos etc. Apresenta-se predominantemente como uma reação de hipersensibilidade que pode ocorrer após contato com látex, produtos dentários etc., durante o tratamento dentário (Fig. 6-5).[32]

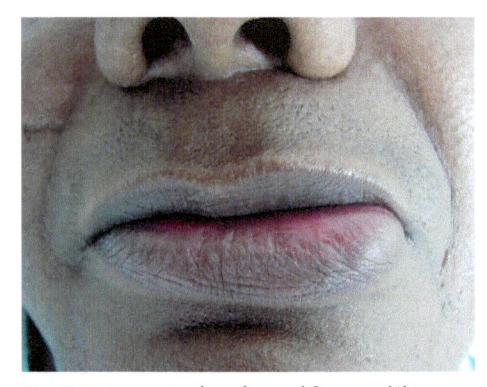

**Fig. 6-5.** Aumento de volume difuso em lábio inferior caracterizando angioedema em paciente que fazia uso de medicação anti-hipertensiva.

# PATOLOGIA EPITELIAL

## PAPILOMA

O papilomavírus humano (HPV) é responsável por muitas doenças epiteliais cutâneas e mucosas. HPV tipos 16, 18, 31, 33 e 52 estão associados a um risco aumentado de neoplasia de cabeça e pescoço. As doenças do HPV são verruga vulgar oral, condiloma acuminado, papiloma escamoso e hiperplasia epitelial focal. As verrugas orais são causadas pelos tipos 1, 2, 4, 26, 27 e 57. Pápulas ocorrem mais comumente nos lábios, língua e gengivas. Clinicamente, as verrugas orais são caracterizadas por lesões sésseis ou pediculadas. Embora o tratamento não seja necessário, destruição local com criocirurgia, eletrocirurgia e *laser* de dióxido de carbono são frequentemente eficazes. Para refratários ou lesões atípicas, a excisão cirúrgica é preferida. O condiloma acuminado pode ser causado por HPV tipos 6 e 11 e cepas de alto risco. É mais comumente encontrado na região genital de adultos jovens; no entanto, lesões orais, em lábios e língua podem ocorrer em indivíduos que praticam sexo oral. Fenótipos de alto risco, assim como altos graus de displasia, requerem tratamento. Prevenção e redução do risco de condiloma e cânceres relacionados com o HPV podem ser alcançadas com práticas sexuais seguras, bem como imunização contra o HPV.[11] O condiloma acuminado é resultante de uma proliferação induzida por vírus de epitélio escamoso estratificado da genitália, região perianal, boca e laringe. O condiloma é considerado uma doença sexualmente transmissível com um período de incubação de um a dois meses a partir do momento de contato. Essas lesões comumente se apresentam como um grupo de múltiplos nódulos róseos na mucosa labial, palato mole e freio lingual, com tamanho médio de 1,0 a 1,5 cm (Fig. 7-1).[28]

## CERATOACANTOMA

O ceratoacantoma é uma lesão proliferativa epitelial benigna que comumente acomete o vermelhão dos lábios. Trata-se de um desafio diagnóstico, pois tanto a clínica quanto as características histopatológicas podem assemelhar-se às de um carcinoma espinocelular bem diferenciado. Não obstante a esta apresentação alarmante, a marca de a doença é a resolução espontânea após um estágio estacionário intermediário. A bainha radicular externa do infundíbulo do folículo piloso é a provável origem dessas lesões. São comuns em populações de pele clara que estão cronicamente expostas a radiação solar, como na Austrália e no Brasil. Uma vez que pode ser muito difícil distingui-lo de outras entidades patológicas agressivas, deve ser mais bem administrado por ressecção completa. Apenas os casos apresentando regressão indiscutível devem ser cuidadosamente acompanhados até seu desaparecimento completo (Fig. 7-2).[34]

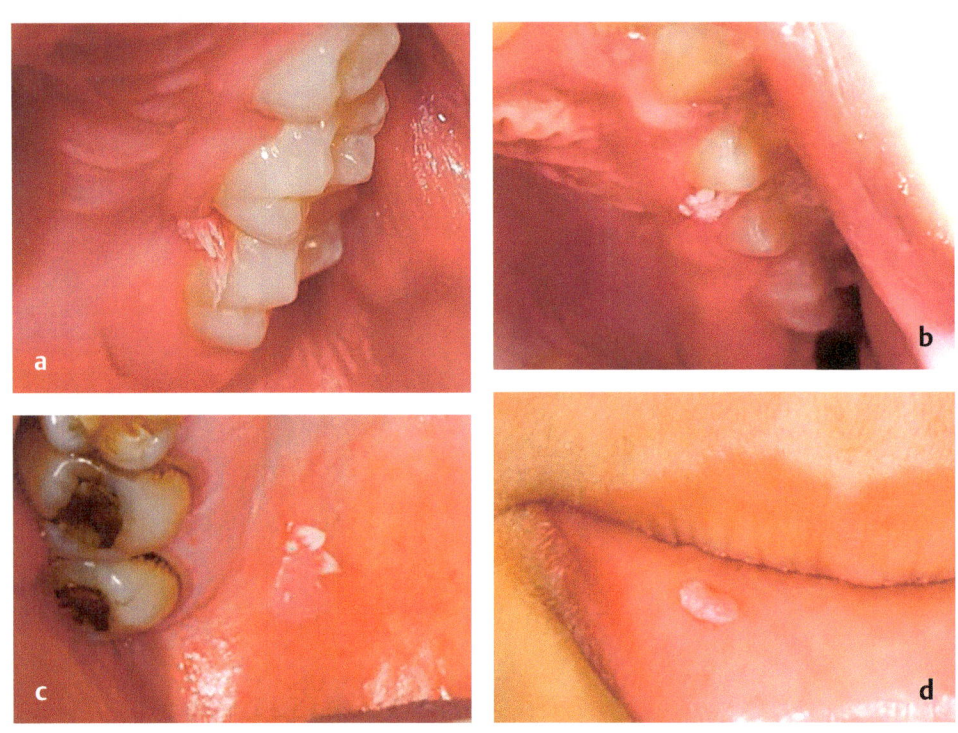

**Fig. 7-1. (a-d)** Pápulas fibrosas com superfícies digitiformes, róseas esbranquiçadas acometendo mucosas gengivais, palatinas e labiais.

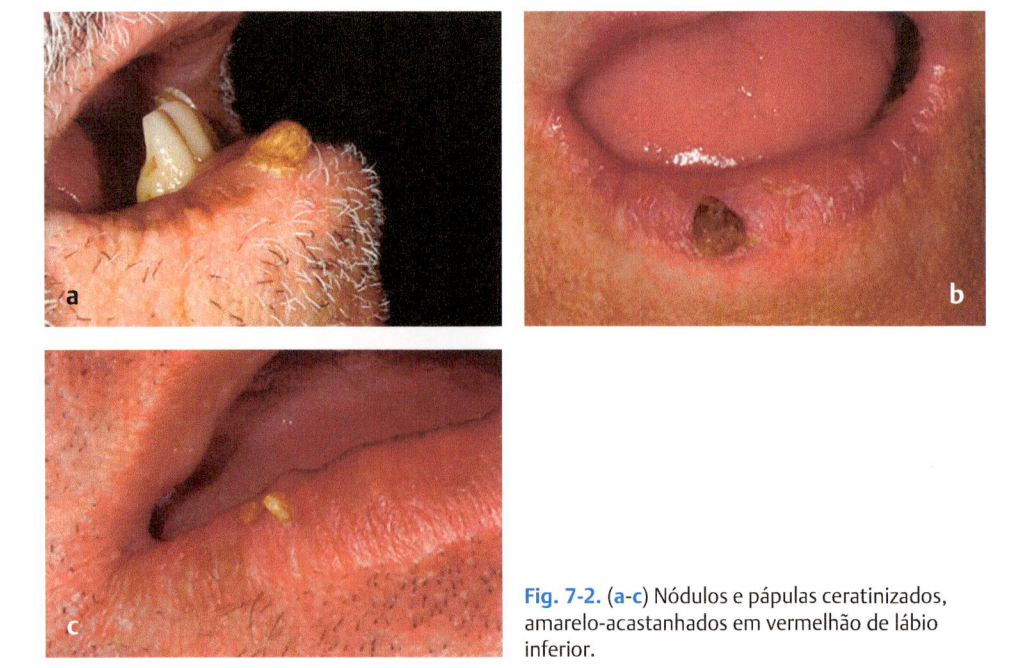

**Fig. 7-2. (a-c)** Nódulos e pápulas ceratinizados, amarelo-acastanhados em vermelhão de lábio inferior.

## NEVO E DOENÇA MELANÓTICA

As lesões pigmentadas da cavidade oral consistem em um grupo heterogêneo com várias etiopatogenias, desde reações reacionais a lesões neoplásicas. As pigmentações orais têm origem melanocítica ou não melanocítica. Embora possam mostrar apresentações clínicas semelhantes, aplicam-se diferentes tratamentos. Assim, diagnósticos diferenciais representam um desafio. As lesões melanocíticas englobam pigmentação racial, melanose, pigmentação pós-inflamatória, maceração melanótica oral, nevos orais, melanoacantoma, melanoma oral e melanótico, e tumor neuroectodérmico da infância.[35] A cor da pigmentação oral pode variar dependendo da quantidade e profundidade ou localização do pigmento. A melanina é produzida pelos melanócitos na camada basal do epitélio e é transferida aos queratinócitos adjacentes. A melanina também é sintetizada pelo nevo de células, que são derivadas da crista neural e encontradas na pele e nas mucosas. Os melanócitos estão presentes em qualquer região da cavidade oral e podem estar presentes em lesões benignas ou malignas. A pigmentação fisiológica é comum e resulta de um aumento na produção de pigmento de melanina pelos melanócitos. Doenças inflamatórias da mucosa de longa duração, como líquen plano oral, pênfigo ou penfigoide podem causar pigmentação da mucosa. Os nevos melanocíticos são muito menos comuns na mucosa oral do que na pele. Clinicamente, os nevos orais são máculas pequenas e bem circunscritas, mas comumente aparecem como pápulas levemente elevadas (Fig. 7-3).[36]

## LEUCOPLASIA

Leucoplasia define-se como uma mancha ou placa branca, que não pode ser classificada como qualquer outra doença. Assim, por si só, não denota malignidade potencial. Distintas entidades apresentam placas brancas na clínica. O termo leucoplasia é frequentemente usado na pendência de uma análise histopatológica, podendo ou não ter displasia. É a doença crônica mais comum na boca e representa 85% de todas as lesões ceratóticas. Aumenta em frequência com a idade e está associada ao tabagismo. Embora a leucoplasia possa ser pré-maligna, a displasia não é necessária para o diagnóstico. Até 7% dos casos de leucoplasia mostrará displasia grave na biópsia inicial. Clinicamente, a leucoplasia é caracterizada por placas brancas não removíveis. Soalho da boca e superfície ventral da língua são comumente envolvidos. Um exame oral completo deve ser realizado devida à possibilidade de doença multifocal. O risco geral de transformação maligna varia entre 2%-3% ao ano, com risco de longo prazo até 18%. Fatores de risco para transformação maligna incluem idade avançada, localização na língua, leucoplasia salpicada, história de tabagismo e displasia de alto grau na biópsia. Monitoramento próximo, melhor com fotografia serial, e frequentes biópsias para transformação maligna são necessários. As opções de tratamento dependem do grau de displasia.[11] Clinicamente, as leucoplasias podem ser classificadas de acordo com sua superfície e morfologia. As leucoplasias podem ser homogêneas e ter uma aparência lisa, superfície branca, plana, com bordas bem demarcadas. A leucoplasia não homogênea é classificada em pontilhada, nodular e verrucosa.[37]

A leucoplasia verrucosa proliferativa é uma forma agressiva de leucoplasia. Inicialmente presente como ceratose não displásica, após um longo período (às vezes 20 ou mais anos) evoluem para uma ceratose oral multifocal confluente. Apresenta-se principalmente como uma hiperceratose difusa, de crescimento lento, sendo uma doença irreversível e persistente. Clinicamente, as leucoplasias são semelhantes a verrugas exofíticas, resistentes a quase todas as formas de terapia. Clinicamente, hiperceratose epitelial e carcinoma verrucoso ou carcinoma de células escamosas podem ser vistos nesta condição (Fig. 7-4).[38]

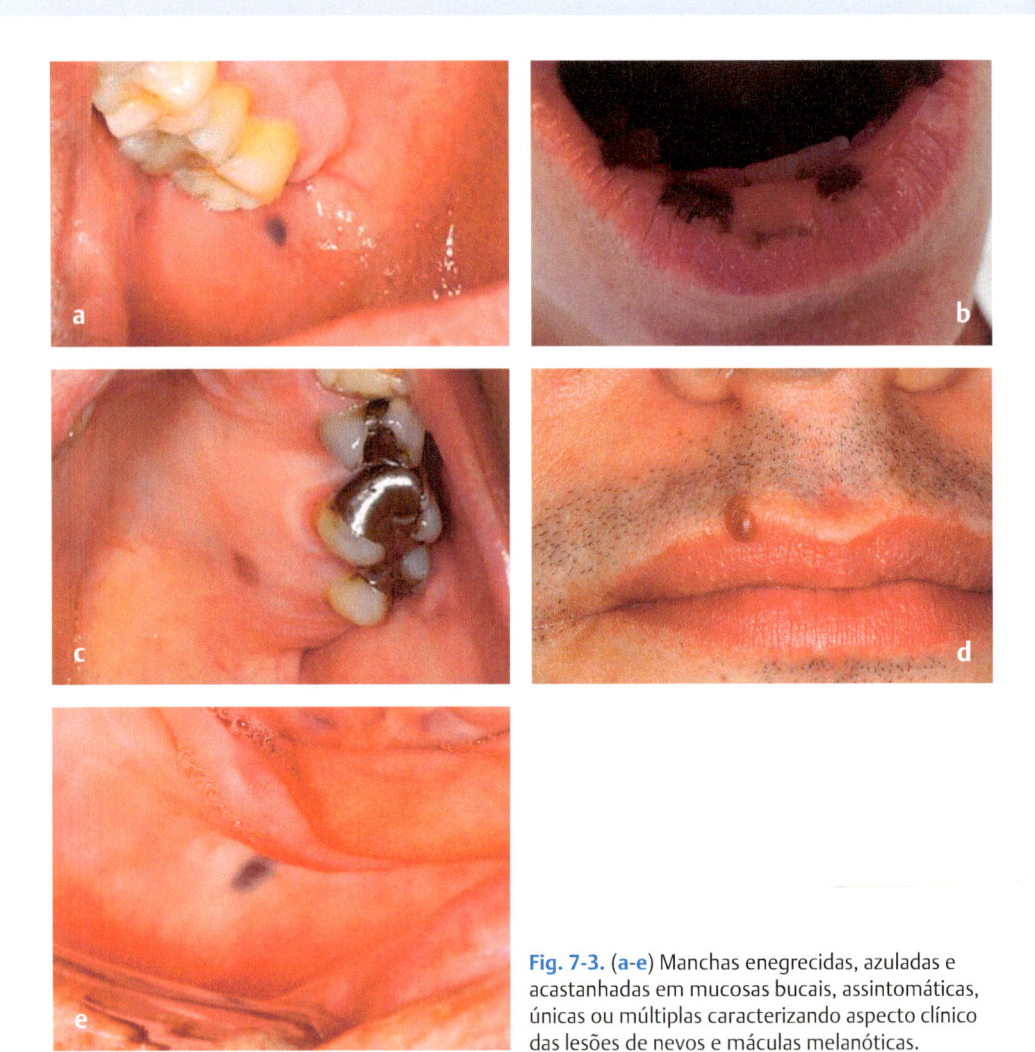

**Fig. 7-3.** (a-e) Manchas enegrecidas, azuladas e acastanhadas em mucosas bucais, assintomáticas, únicas ou múltiplas caracterizando aspecto clínico das lesões de nevos e máculas melanóticas.

# PATOLOGIA EPITELIAL

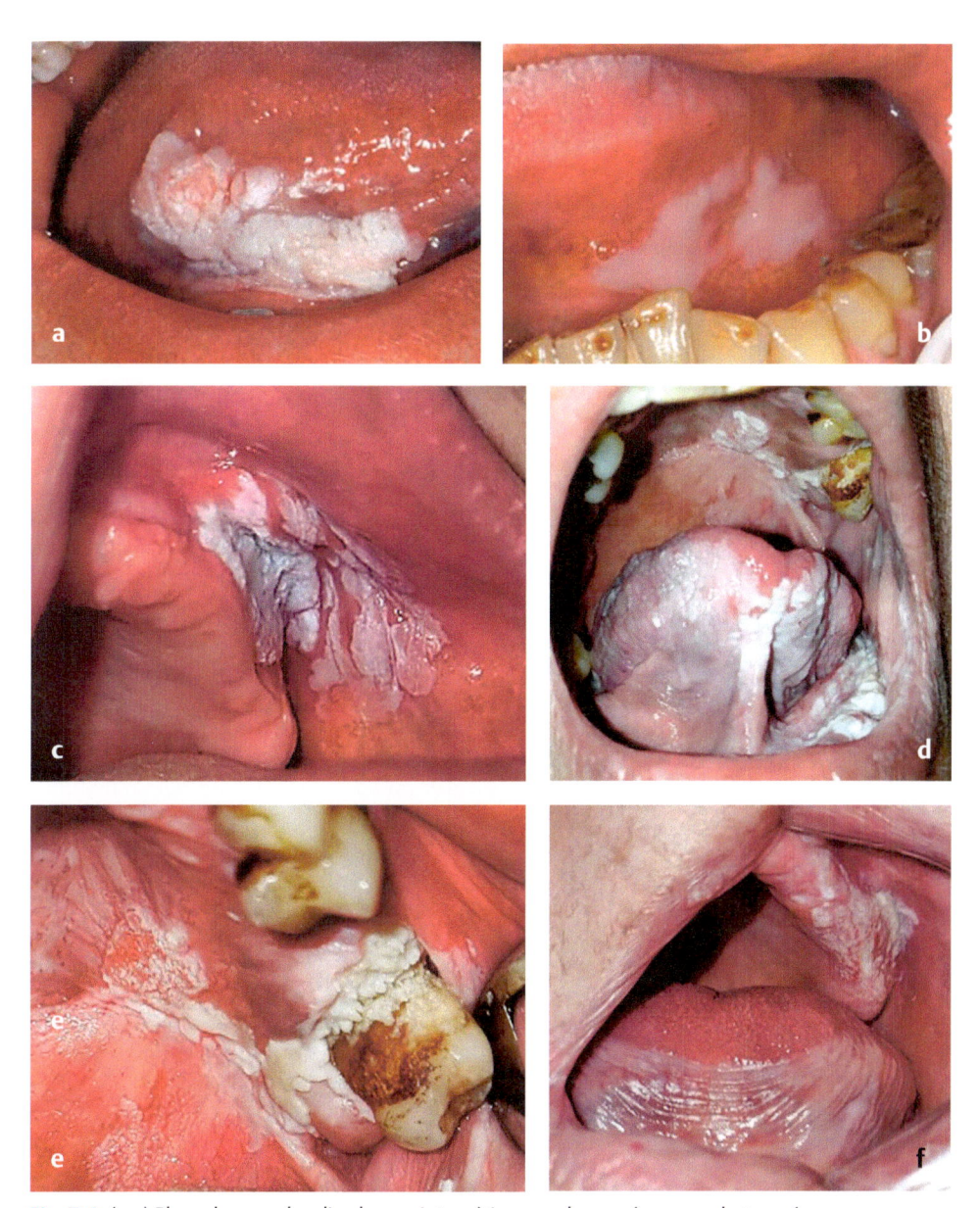

**Fig. 7-4.** (a-c) Placas brancas localizadas, assintomáticas, ora homogêneas ora heterogêneas, em mucosas bucais caracterizando leucoplasias. (d-f) Placas brancas, verrucosas, heterogêneas, acometendo várias mucosas de boca caracterizando leucoplasia verrucosa proliferativa.

## ERITROPLASIA

A eritroplasia apresenta maior taxa de progressão para carcinoma invasivo que a leucoplasia. É um diagnóstico provisório que não pode ser classificado como uma entidade clínica específica. Não está claro se a eritroplasia se desenvolve a partir da leucoplasia ou se surge *de novo*. É mais comum em indivíduos mais velhos e os fatores de risco incluem mascar tabaco e consumo de álcool.[11] Alterações erosivas, granulares ou nodulares podem ser vistas em lesões de longa duração. Raramente, as lesões podem ser deprimidas abaixo da superfície da mucosa. Normalmente, essas lesões são assintomáticas. Visualmente, uma margem bem definida pode ser apreciada entre o tecido lesional e a mucosa normal. Mais comumente, a eritroplasia apresenta-se como uma lesão solitária. No entanto, exemplos de lesões multicêntricas e lesões envolvendo extensas porções de mucosa foram relatadas. Quando palpadas, as eritroplasias são tipicamente moles. Áreas endurecidas ou lesões que são firmes à palpação ocorrem quando a transformação maligna e invasão estão presentes. O palato mole é o local mais comum, seguido de ventre lingual, soalho da boca e pilares tonsilares.[38] A taxa de transformação maligna pode chegar a 50%. Todas as lesões eritroplásicas devem ser biopsiadas porque o carcinoma ou carcinoma *in situ* é o diagnóstico comum. Trata-se de um diagnóstico de exclusão. As opções de tratamento incluem a remoção cirúrgica. A recorrência é comum e é necessário acompanhamento em longo prazo (Fig. 7-5).[11]

## ESTOMATITE NICOTÍNICA E ALTERAÇÕES CAUSADAS PELO TABACO

Estomatite por nicotina ou palato de fumante apresenta-se como alterações palatinas difusas associadas ao fumo e desenvolve-se em resposta ao calor gerado pela fumaça do tabaco. São placas difusas, espessadas, cinzentas a brancas com superfície fissurada presentes na mucosa palatina. Numerosas pápulas com pontos vermelhos centrais podem ser observadas, representando orifícios inflamados dos ductos das glândulas salivares menores. Já a melanose do fumante ocorre em 25% a 31% dos usuários de tabaco e é caracterizada por múltiplas máculas marrons discretas ou coalescentes que geralmente envolvem a gengiva mandibular inserida no lado labial, embora a pigmentação do palato e da mucosa bucal também tenha sido associada ao tabagismo. A melanose associada ao tabagismo ocorre devido ao aumento da produção de melanina pelos melanócitos e sua deposição na camada basal e na lâmina própria. A aparência microscópica da melanose é essencialmente

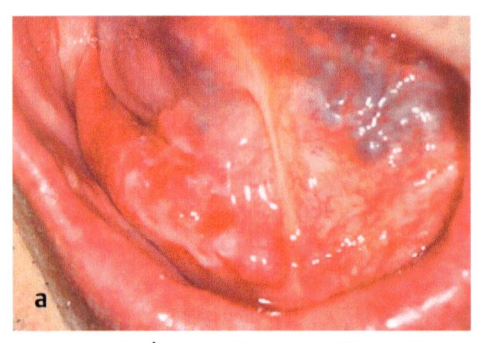

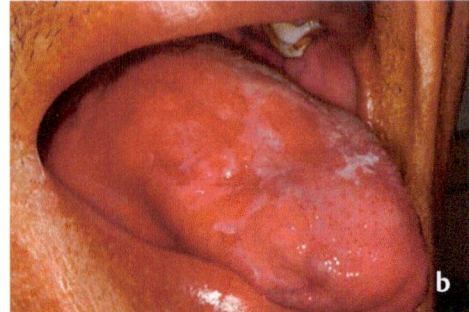

Fig. 7-5. (a, b) Áreas erodidas eritroplásicas dispersas pelas mucosas de assoalho e língua em pacientes que evoluíram posteriormente com transformação neoplásica.

# PATOLOGIA EPITELIAL

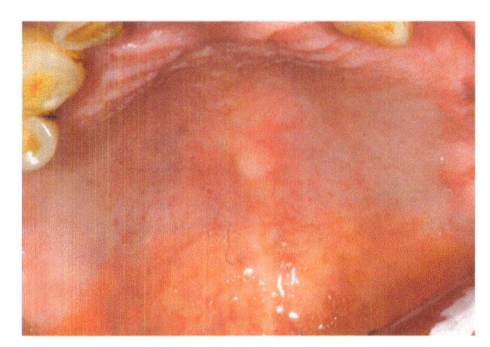

**Fig. 7-6.** Múltiplas pápulas com ponto central avermelhado em palato duro de paciente tabagista caracterizando estomatite nicotínica.

semelhante à observada na pigmentação fisiológica ou na mácula melanótica. Um retorno gradual à pigmentação normal ao longo de vários meses a anos foi relatado após a cessação do tabagismo (Fig. 7-6).[36]

## QUEILITE ACTÍNICA

A queilite actínica ou queilose solar é considerada precursora de malignidade ou mesmo de um carcinoma *in situ* do lábio, localizado mais frequentemente no lábio inferior. É caracterizada por ressecamento, descamação, atrofia, bordas indistintas e erosões. A ulceração e o aparecimento de um nódulo muitas vezes sugerem a progressão para carcinoma invasivo. Geralmente é assintomática, mas alguns pacientes acusam secura labial, rachaduras nos lábios, sensação de queimação ou ardência, dor ou mesmo mobilidade anormal dos lábios. O exame dermatoscópico revela áreas brancas sem estrutura, escamas, erosões e halos brancos do vermelhão. A taxa de transformação maligna varia de 10% a 30% e o diagnóstico e tratamento precoces são essenciais na prevenção do desenvolvimento de carcinoma invasivo (Fig. 7-7).[39]

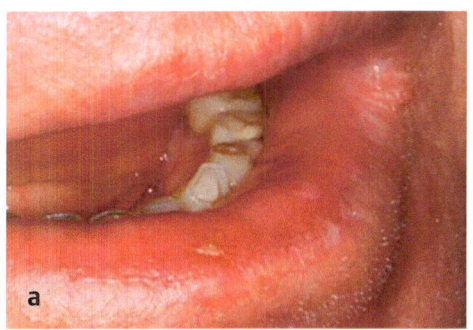

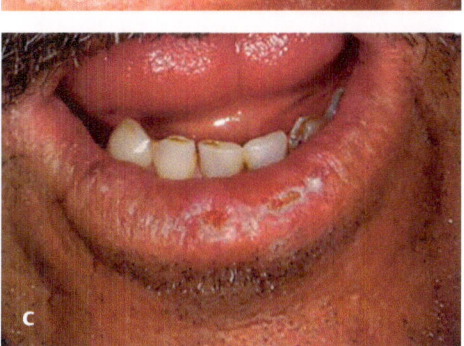

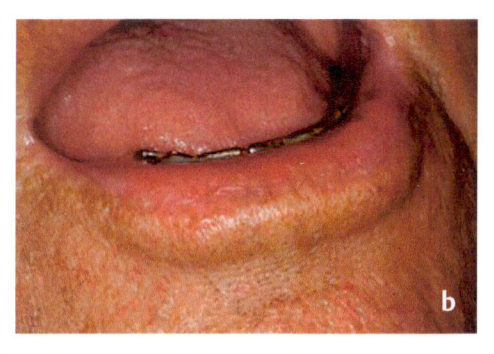

**Fig. 7-7. (a-c)** Lábios inferiores apresentando edema, placas brancas, ressecamento, úlceras e crostas em pacientes leucodermas com exposição crônica ao sol.

## MELANOMAS

Embora esta seja uma situação clínica rara (0,2% a 8% dos melanomas), o diagnóstico de melanoma da mucosa deve ser sistematicamente evocado ante qualquer lesão pigmentada da mucosa. O melanoma oral localiza-se principalmente no nível palato duro e alvéolos maxilares (40%-50%), enquanto a língua é excepcionalmente afetada.[10] Cerca de 20% dos melanomas de cabeça e pescoço surgem da cavidade oral, onde a maioria ocorre na mucosa do rebordo alveolar superior e no palato duro. A maioria é inicialmente assintomática, mas aqueles que apresentam sintomas geralmente causam dor, edema, sangramento e próteses mal ajustadas. As lesões orais visíveis são maculares ou nodulares, geralmente assimétricas, com pigmentação marrom e preta, embora até 30% possam ser amelanóticas. As lesões nodulares são geralmente exofíticas e ulceradas e lesões satélites podem ser comumente observadas no palato duro e no alvéolo maxilar ou mandibular. Lesões originadas do rebordo alveolar e palato duro favorecem a invasão precoce do osso. Até 25% dos pacientes com melanomas de mucosa oral podem apresentar metástases linfonodais (Fig. 7-8).[40]

## CARCINOMAS

No Brasil, a incidência do câncer oral é considerada uma das maiores do mundo, estando ele entre os seis tipos de câncer mais comuns que acometem os homens e entre os oito tipos mais comuns entre as mulheres. Pode ser considerado o câncer de cabeça e pescoço mais comum, excluindo o câncer de pele. A língua oral é o sítio mais acometido.[41] A apresentação clínica é altamente variável, portanto, deve-se manter um alto índice de suspeição, realizar uma biópsia no início do curso da doença e biópsias repetidas em doenças inflamatórias orais refratárias. Podem aparecer como massas exofíticas ou endofíticas e úlceras endurecidas. As pistas para o diagnóstico incluem lesões de longa data, pápulas irregulares e ulceradas, nódulos, e placas que se estendem acima do epitélio normal. As lesões geralmente apresentam qualidade endurecida (Fig. 7-9).[11]

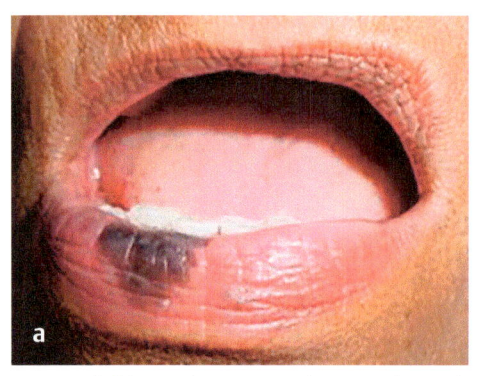

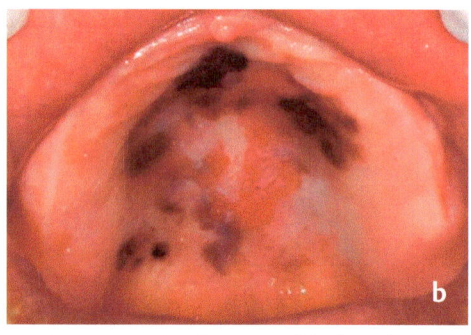

**Fig. 7-8.** (a,b) Manchas enegrecidas, irregulares e heterogêneas acometendo mucosa labial e palatina.

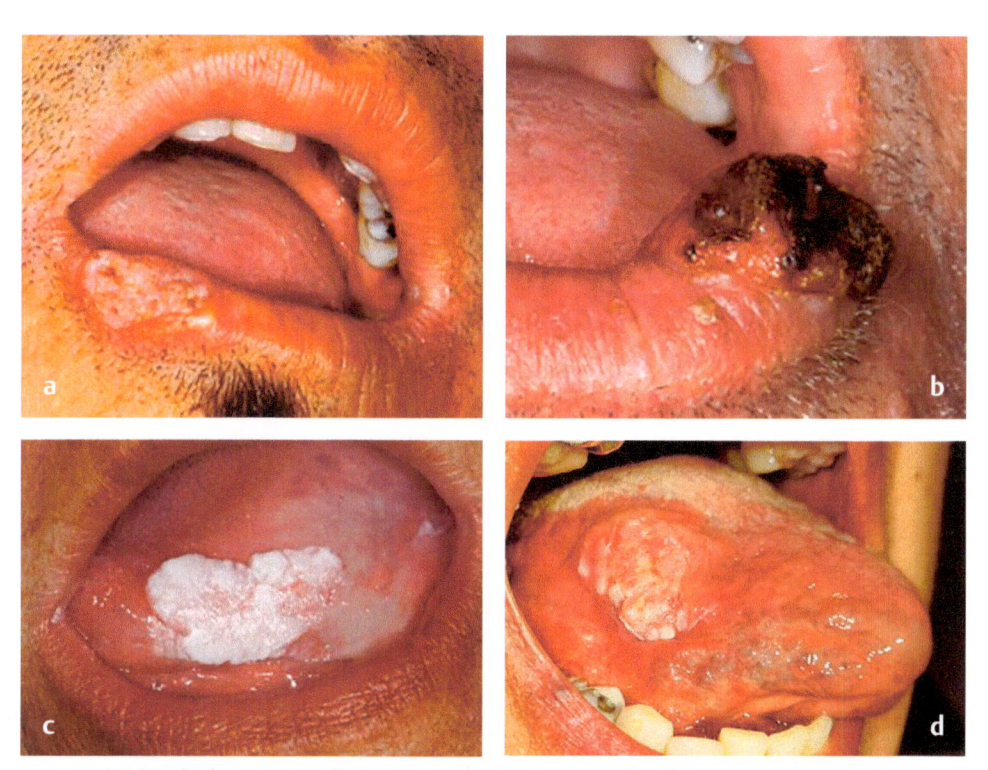

**Fig. 7-9.** (a-h) Múltiplos aspectos clínicos associados a carcinomas de células escamosas, verrucosos e indiferenciados de mucosa oral, representados por úlceras extensas, áreas exofíticas e placas verrucosas. *(Continua.)*

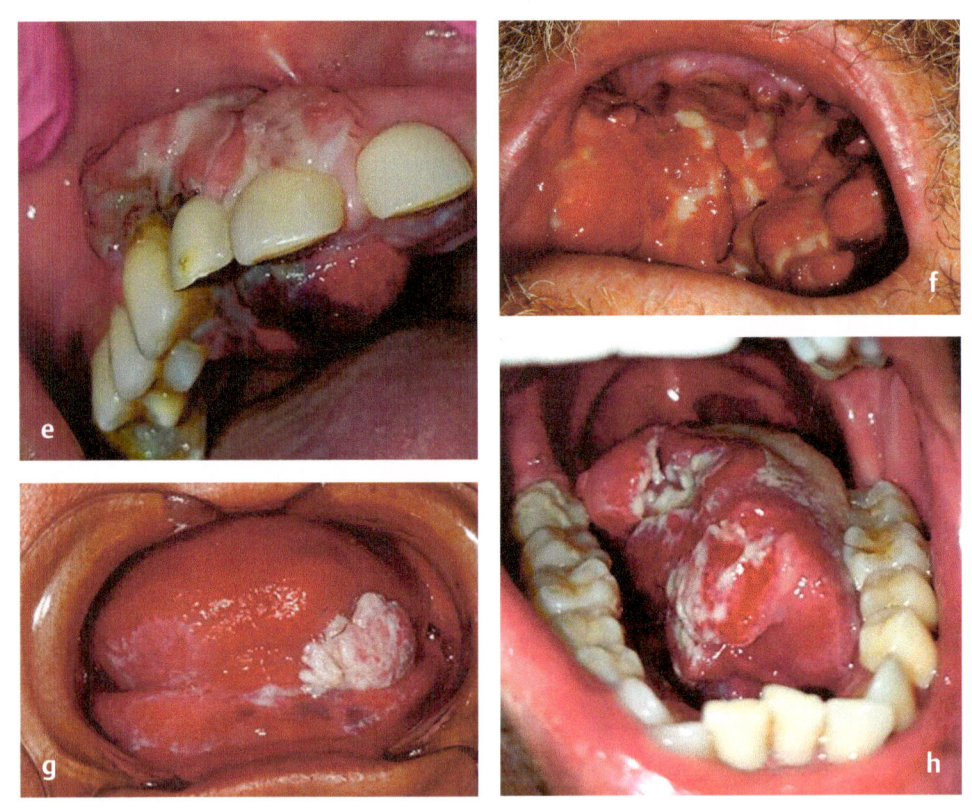

**Fig. 7-9.** *(Cont.)*

# DOENÇAS DAS GLÂNDULAS SALIVARES

CAPÍTULO 8

## MUCOCELE

As mucoceles são a manifestação clínica do extravasamento de muco das glândulas salivares menores. Essas lesões benignas ocorrem secundárias a traumas ou por acúmulo de muco nas glândulas. Podem ocorrer em qualquer superfície da mucosa contendo glândulas salivares menores, mas são mais comuns no lábio inferior, assoalho da boca e mucosa bucal. As mucoceles são a patologia mais comum das glândulas salivares na cavidade oral. Ocorrem mais comumente em adolescentes e pacientes adultos jovens, mas podem-se apresentar em qualquer idade. As mucoceles têm menos de 1 cm de tamanho e tendem a ser lesões únicas, redondas e bem circunscritas que podem aparecer de cor clara, vermelha ou azul, dependendo da extensão do trauma e das estruturas mucosas circundantes. Embora tendam a ser assintomáticas, lesões maiores podem interferir na função e apresentar problemas estéticos (Fig. 8-1).[32]

## RÂNULA

Rânula é o achado clínico de lesões císticas no soalho da boca. Pode surgir a partir do extravasamento de muco após trauma na glândula sublingual ou então da obstrução dos ductos. Assim, pode tratar-se tanto de um cisto de retenção mucoso como, mais frequentemente, de um pseudocisto formado pelo extravasamento. Pode deslocar a língua e interferir com a função oral. O diagnóstico é clínico. Os pacientes podem apresentar um abaulamento indolor e flutuante nas regiões sublingual, submentoniana ou submandibular. Assim, as rânulas podem ser classificadas, quanto à extensão, em sublingual, sublingual-submandibular e submandibular. O primeiro tipo é a rânula simples, enquanto as duas últimas constituem-se nas supra-hióideas (*plunging ranulas*) (Fig. 8-2).[42]

## SIALOLITÍASE

Os cálculos salivares são causados pela estase da saliva e inflamação dos ductos salivares que pode ser complicada por infecção sobreposta. Fatores predisponentes à salivação na formação de pedra incluem medicamentos, desidratação e desnutrição.[43] A formação de cálculos salivares é mais frequente nas glândulas submandibulares, cuja saliva mais mucosa (a parótida produz saliva predominantemente serosa) é drenada contra a gravidade e através do ducto de Wharton, que afila em direção à carúncula, no soalho da boca.[44] A segunda localização mais comum para sialólitos é a parótida – ducto de Stensen. Carbonato de cálcio e fosfato de cálcio constituem a maioria das pedras. A sialolitíase geralmente se apresenta como dor súbita, irritação e inflamação em uma glândula salivar por volta da hora de comer, sendo mais comum em mulheres na sexta década de vida. O cálculo salivar é frequentemente visualizado sob visão direta ou ordenha da glândula ao exame.

49

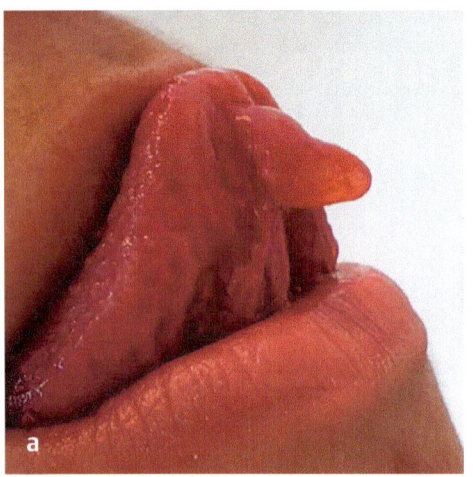

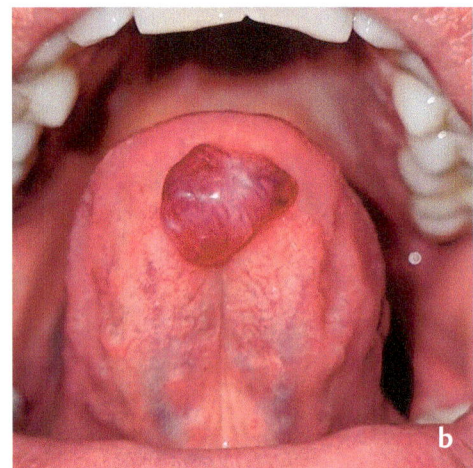

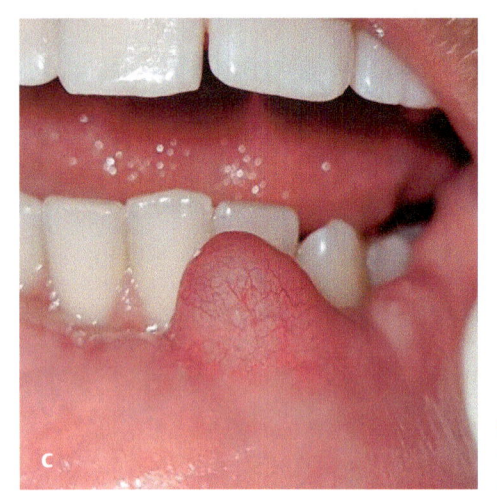

**Fig. 8-1.** (a-c) Bolhas circunscritas de coloração rósea, azulada e translúcidas em mucosas de lábio inferior e ventre de língua.

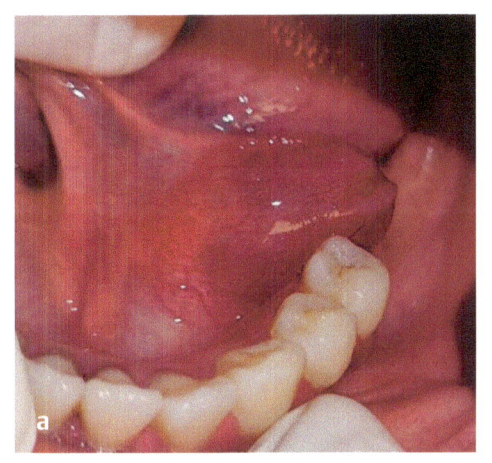

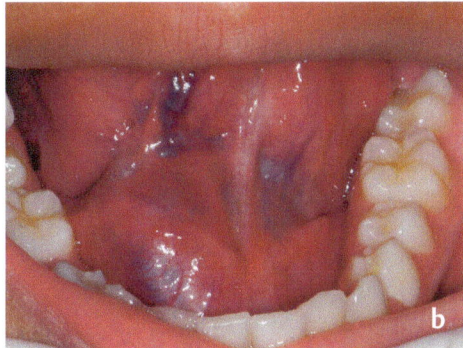

**Fig. 8-2.** (a,b) Bolhas extensas em assoalho bucal de coloração arroxeada, flácidas e de crescimento rápido.

Há eritema sobrejacente ou pus visível quando existe uma infecção sobreposta. Para confirmar o diagnóstico, se o cálculo não for visualizado macroscopicamente ao exame, a imagem pode ser útil.[43] A litíase pode ser palpável no soalho da boca, podendo ser retirada através do ducto por via transoral (Fig. 8-3).[44]

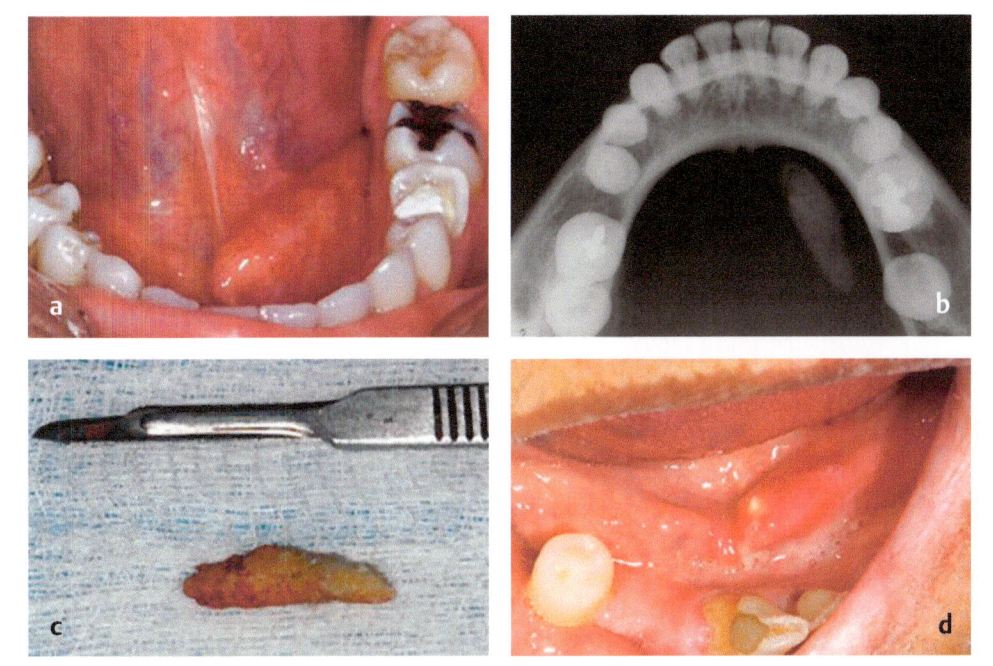

**Fig. 8-3.** (a) Nódulo submucoso em assoalho bucal à esquerda, endurecido à palpação e com sintomatologia dolorosa. (b) Radiografia oclusal de mandíbula evidenciando imagem radiopaca em região compatível ao nódulo da figura a. (c) Sialólito removido após procedimento cirúrgico em assoalho bucal. (d) Nódulo submucoso em assoalho bucal à esquerda. Observa-se, em carúncula sublingual, a emergência do sialólito de ducto de glândula submandibular direita. *(Continua.)*

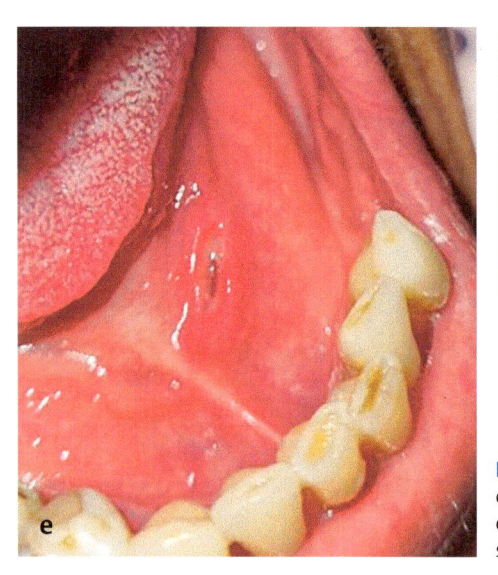

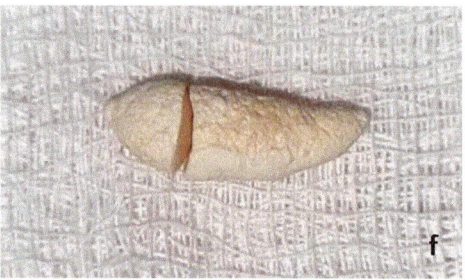

**Fig. 8-3.** *(Cont.)* (**e,f**) Área de dilatação de carúncula sublingual associada à sialólito expelido espontaneamente de ducto de glândula submandibular.

## SÍNDROME DE SJÖGREN

Também denominada sialoadenite mioepitelial, é uma doença autoimune, acometendo principalmente mulheres entre 50 e 60 anos. O diagnóstico baseia-se na combinação de dois dos seguintes sintomas: edema parotídeo bilateral, ceratoconjuntivite e poliartrite simétrica. Pode ser primária ou associar-se a reumatopatias, como artrite reumatoide, lúpus eritematoso sistêmico, esclerodermia e polimiosite – forma secundária. Ocorre diminuição da produção de lágrima e saliva, resultando em mucosa oral seca e hiperemiada, e disfagia, especialmente a alimentos secos. As glândulas submandibulares costumam estar acometidas. A hipofunção salivar crônica leva a efeitos adversos, como disfagia, alterações no paladar, cáries, doença periodontal, candidíase oral e desnutrição. O diagnóstico é clínico, podendo confirmar-se com testes laboratoriais reumatológicos ou por meio da biópsia de tecido glandular salivar, obtido habitualmente a partir de glândula salivar menor de lábio inferior (Fig. 8-4).[45]

## TUMORES DAS GLÂNDULAS SALIVARES MENORES

Como não é possível diferenciar clinicamente lesões malignas de benignas, a biópsia incisional deve ser realizada como rotina. A apresentação clínica mais comum é uma massa na cavidade oral. Os adenomas pleomórficos são submucosos, têm limites precisos e afinam a mucosa sem ulceração. Nesses casos, a ulceração ocorre após a biópsia. Os sintomas causados pelo comprometimento neural estão associados a um pior prognóstico no caso do carcinoma adenoide cístico. A biópsia incisional antes do tratamento definitivo pode ser feita para definição mais precisa das margens finais. Os sítios anatômicos mais frequentes são o palato duro e mole e o antro maxilar. O carcinoma mucoepidermoide é mais comum na cavidade oral, enquanto o carcinoma adenoide cístico parece ter predileção pelo trato nasossinusal. Sua ocorrência é incomum e a grande variedade de apresentações dificulta a padronização dos carcinomas de glândulas salivares menores. Na cavidade oral, em geral, são identificados precocemente como uma elevação indolor da submucosa. Na faringe e seios paranasais, não apresentam sintomas até crescerem. A tomografia computadorizada e a ressonância magnética podem ser usadas para o estadiamento. Margens irregulares, invasão óssea, presença de metástases linfonodais e invasão perineural são sinais de malignidade. A necrose tumoral também pode indicar malignidade. O curso clínico é variável e às vezes caracterizado por recorrências tardias após muitos anos de tratamento. A evolução depende do sítio anatômico e do tipo histopatológico (Fig. 8-6).[46]

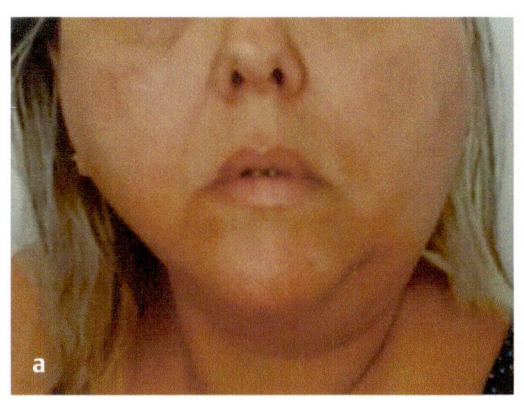

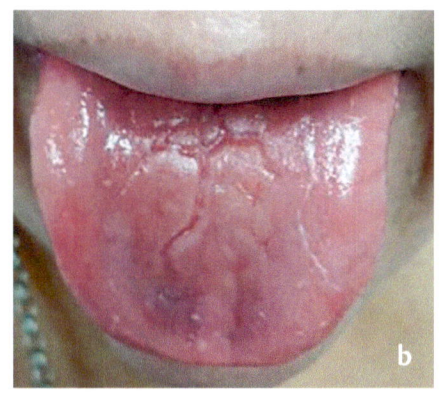

Fig. 8-4. (a) Evidente assimetria facial em que se observa aumento de volume difuso e sintomático em região de glândula parótida esquerda. (b) Língua ressecada e fissurada em paciente portadora de síndrome de Sjogren.

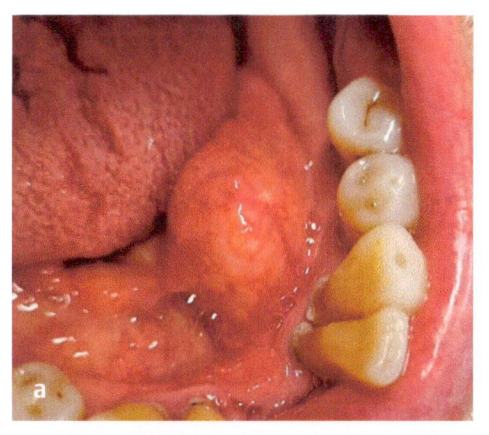

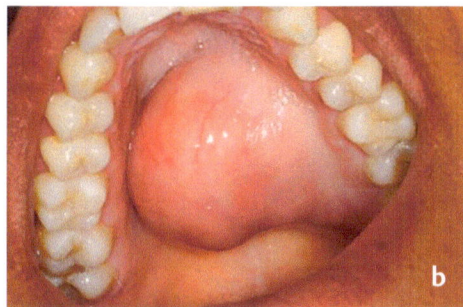

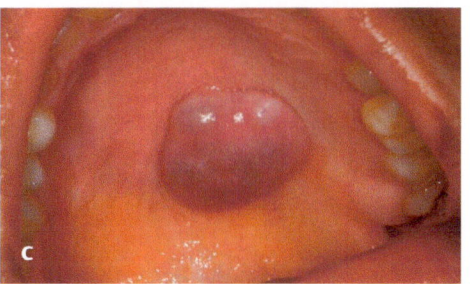

Fig. 8-5. (a, b) Nódulos submucosos fibrosos, revestidos por mucosa íntegra e presença de áreas telangiectásicas, em região de palato duro e assoalho bucal, com diagnóstico histopatológico de adenoma pleomórfico. (c) Nódulo submucoso, recoberto por mucosa íntegra, arroxeado, ora fibroso ora flácido, em região de palato duro, com diagnóstico histopatológico de carcinoma mucoepidermoide.

# NEOPLASIAS DE TECIDOS MOLES

## FIBROMA

O fibroma de irritação é a forma tumoral mais comum de lesão da cavidade oral. Representa uma hiperplasia benigna do tecido conjuntivo fibroso como resultado de trauma ou irritação da mucosa oral. Clinicamente, em geral, manifestam-se como nódulos assintomáticos, firmes, sésseis, rosa-pálido, semelhantes a mucosa oral circundante. A superfície é lisa, mas pode ser ulcerado ou hiperceratótico por causa de traumas. Os sítios comuns incluem mucosa jugal, mucosa labial inferior e língua, com lesões que variam de alguns milímetros até 1,5 cm de diâmetro. O diagnóstico é com base na apresentação clínica e características histopatológicas (Fig. 9-1).[47]

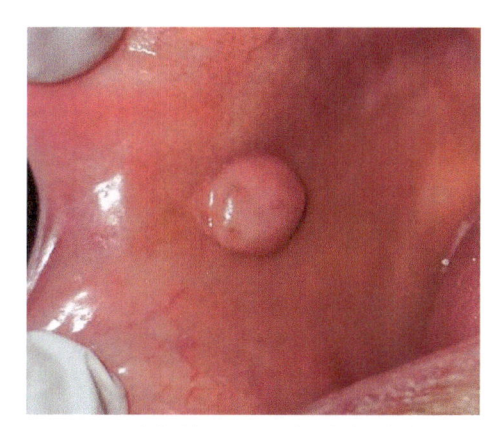

**Fig. 9-1.** Nódulo fibroso, arredondado, de base séssil, assintomático, crescimento lento e sem trauma local associado.

## LIPOMA

O lipoma é um tumor comum de tecidos moles com rara ocorrência na cavidade oral, representando apenas 1%-4% de tumores orais benignos. Pode ser notado apenas durante os exames de rotina. A maioria deles raramente causa dor, resultando em demora para procurar tratamento. O lipoma da cavidade oral pode ocorrer em qualquer região. A mucosa jugal, a língua e o soalho da boca estão entre os locais comuns (Fig. 9-2).[48]

## NEUROMAS E NEUROFIBROMAS

Os tumores neurogênicos da cavidade oral são raros, com os tumores da bainha dos nervos periféricos orais representando apenas 0,2% de todas as lesões da cavidade oral. Esses tumores são geralmente benignos, mas sua presença pode ser indicativa de outros distúrbios e algumas lesões apresentam risco de transformação em malignidade. Os tumores podem ser reativos, ocorrendo em resposta à lesão do nervo, ou podem ter origem neoplásica verdadeira.[26]

A neurofibromatose ou doença de von Recklinghausen é um grupo de doenças genéticas autossômicas dominantes, caracterizada por múltiplas lesões cutâneas e tumores do sistema nervoso central e periférico. A neurofibromatose tipo 1 é o mais comum. Apresenta manchas *café au lait* (mais de seis manchas, > 5 mm de diâmetro em crianças ou > 15 mm em adultos)

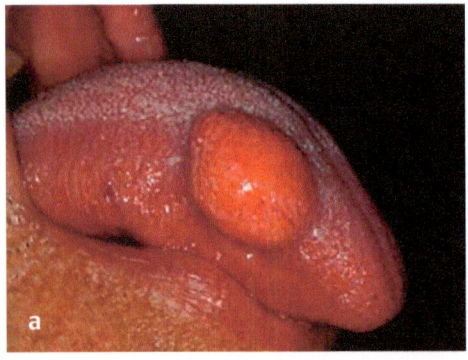

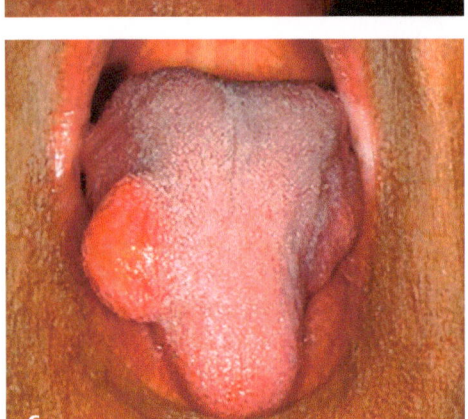

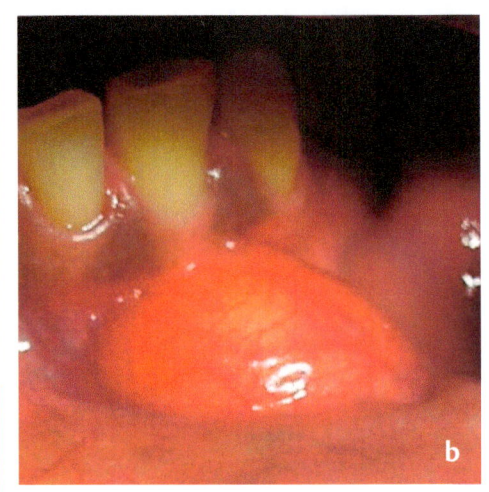

**Fig. 9-2.** Nódulos submucosos, flácidos, delimitados, de base séssil, crescimento lento e amarelados.

e neurofibromas cutâneos, além de manifestações do sistema nervoso, distúrbios esqueléticos, nódulos de Lisch (hamartomas melanocíticos em forma de cúpula na superfície da íris) e múltiplos neurofibromas.[1] Pode apresentar sintomas orais em até 72% dos casos, com neurofibromas nodulares geralmente múltiplos, que variam em tamanho, em língua (26%), mucosa bucal (8%), rebordo alveolar (2%), mucosa labial (8%), palato (8%), gengiva (2%), além de nasofaringe, seios paranasais, laringe, soalho da boca e glândula salivar.[49] Neurofibromas orais geralmente se apresentam como massas fibrosas submucosas, de crescimento lento e progressivo. Sintomas podem surgir devido a trauma local. As papilas fungiformes da língua estão aumentadas. Dentes podem estar ausentes, impactados ou mal posicionados. Neurofibromas podem ser tratados por excisão cirúrgica. Boa higiene bucal e avaliações odontológicas regulares são importantes (Fig. 9-3).[1]

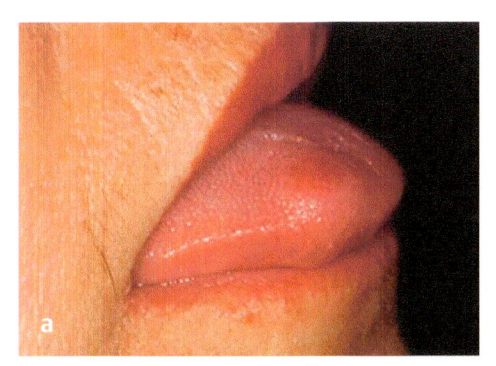

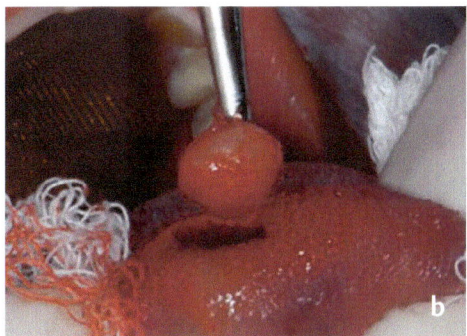

**Fig. 9-3. (a)** Nódulo submucoso, firme à palpação, circunscrito, liso, fugas em ápice lingual e recoberto por mucosa eritematosa associada a trauma local. **(b)** Imagem transoperatória em que se observa nódulo circunscrito, encapsulado e íntegro. Exame anatomopatológico confirmou diagnóstico de neurofibroma solitário.

## HEMANGIOMA

Hemangiomas infantis são neoplasias vasculares benignas, e são os tumores de partes moles mais comuns na infância. São mais prevalentes em meninas e acometem mais comumente a região da cabeça e pescoço. Proliferam durante o primeiro ano de vida e 90% involuem aos 10 anos de idade. A maioria do crescimento é vista nos primeiros 2 meses de vida. A maior parte é simples e segue um curso benigno com involução e desfiguração cosmética mínima. Embora raros em relação à pele, representam uma das lesões mais comuns na cavidade oral de crianças e acometem frequentemente língua, mucosa bucal e lábios. São de preocupação devido a traumas frequentes, risco de sangramento e possibilidade de comprometimento das vias aéreas. As formas superficiais são caracterizadas por pápulas vermelhas framboesiformes, com placas e nódulos lobulados, enquanto as profundas, por uma pápula ou nódulo subcutâneo azul com telangiectasia ou veias sobrejacentes. O tratamento depende do risco de comprometimento de estruturas vitais e da cosmese (Fig. 9-4).[11]

## LINFANGIOMA

Os linfomas são massas de tecidos moles de crescimento lento e indolores. São hamartomas que surgem de linfáticos malformados que não drenam para outros linfáticos ou veias e, portanto, acumulam linfa e dilatam formando vasos linfáticos dilatados cisticamente. Os linfangiomas foram classificados em três tipos: linfangioma simples ou capilar, constituído por pequenos vasos linfáticos de paredes finas; cavernoso, composto por grandes vasos linfáticos dilatados; e higroma cístico, exibindo grandes espaços. Na cavidade oral, o dorso da língua é o local mais comum e também a parte anterior de dois terços que segue pelos lábios, mucosa bucal, palato mole e soalho da boca (Fig. 9-5).[50]

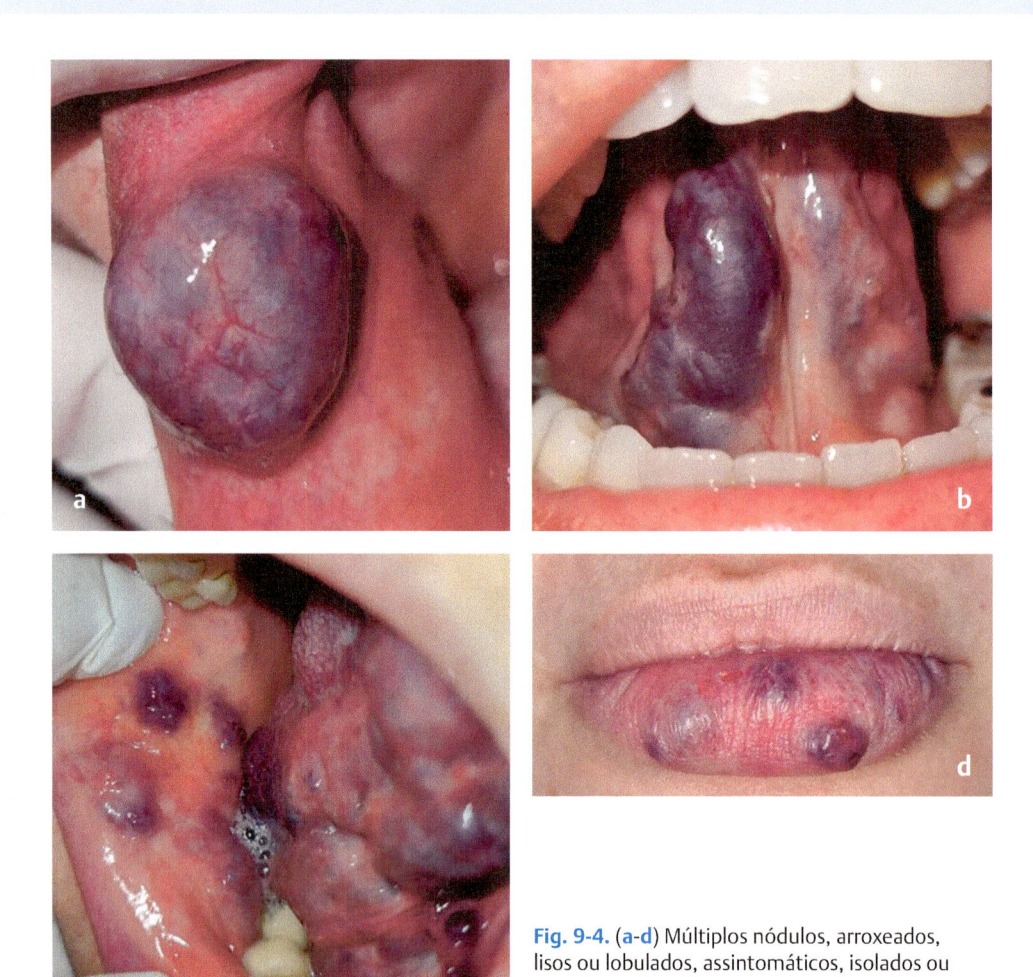

**Fig. 9-4. (a-d)** Múltiplos nódulos, arroxeados, lisos ou lobulados, assintomáticos, isolados ou em vários sítios dispersos por mucosas de boca caracterizando más-formações vasculares.

## SARCOMAS DE TECIDOS MOLES

Os sarcomas são um grupo de neoplasias malignas derivadas de células de origem mesenquimal, podendo ser categorizados como tumores originados de tecidos diversos. Apresentando mais de 50 subtipos histológicos, os sarcomas podem ocorrer em qualquer idade e não estão limitados a uma região específica do corpo humano. Os sarcomas afetam, por regra geral, predominantemente o sexo masculino e podem ocorrer em qualquer idade, tendo predileção por pacientes jovens. Os tipos histológicos mais frequentes são o osteossarcoma e o rabdomiossarcoma. A maioria das lesões apresenta-se de forma assintomática. Entretanto, quando a sintomatologia existe, consiste mais comumente em inchaço, dor localizada, sangramento e parestesia, que evolui ao longo do tempo. Apresenta crescimento progressivo (Fig. 9-6).[51]

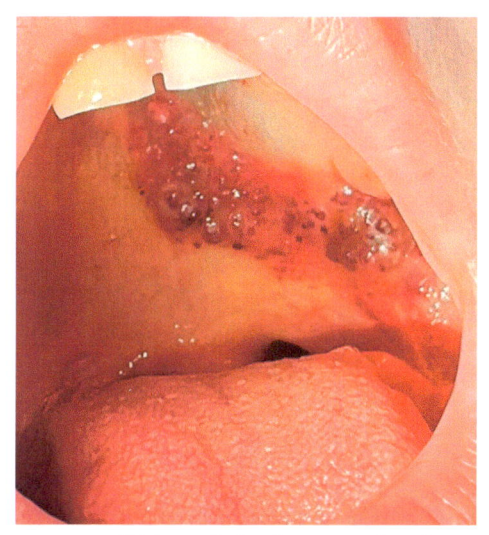

**Fig. 9-5.** Múltiplas vesículas dispersas pelo palato duro e palato mole de paciente jovem, com coloração arroxeada e translúcida, lembrando "ovas de rã".

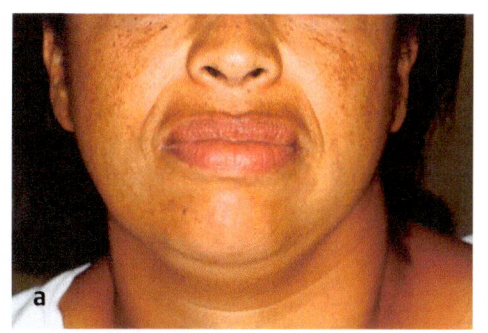

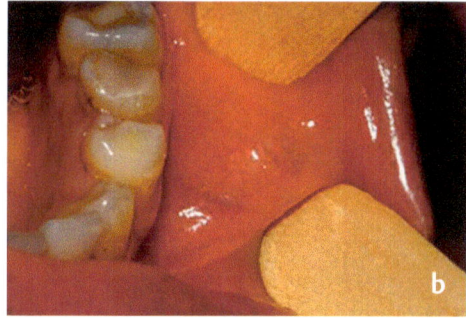

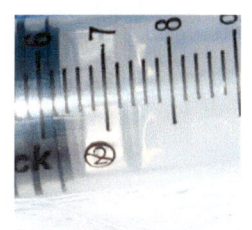

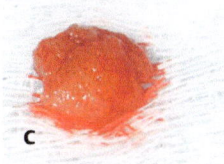

**Fig. 9-6.** (a-c) Nódulo submucoso profundo de crescimento rápido, evoluindo com leve assimetria em região de terço inferior de face esquerda, recoberto por pele e mucosas íntegras. Peça cirúrgica evidencia lesão firme, com aspecto esbranquiçado, não encapsulada e que estava aderida a tecidos adjacentes. Exame anatomopatológico confirmou diagnóstico de leiomiossarcoma.

## DISTÚBIOS HEMATOLÓGICOS

**CAPÍTULO 10**

### LINFOMAS

O linfoma é um grupo heterogêneo de tumores malignos com proliferação de células linfoides ou seus precursores. Linfomas na região da cabeça e pescoço geralmente são encontrados no anel de Waldeyer. Os linfomas intraorais são raros, e a apresentação clínica e o aspecto radiológico podem assemelhar-se a outras condições benignas, acarretando risco de atraso no diagnóstico. A apresentação clínica, sintomatologia e aspecto radiológico dos linfomas intraorais variam. O atraso no diagnóstico é associado ao linfoma inicialmente diagnosticado erroneamente como uma lesão de etiologia dentária ou uma lesão reativa. A cicatrização inadequada após a extração do dente, ou sintomas de dormência ou dor sem origem dentária óbvia devem merecer um exame clínico e radiológico adicional. A biópsia é indicada quando há a menor dúvida sobre a verdadeira natureza da lesão da mucosa (Fig. 10-1).[52]

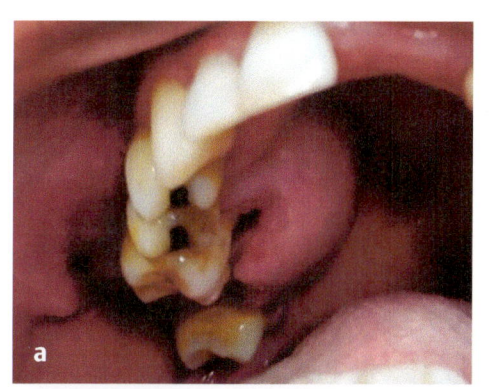

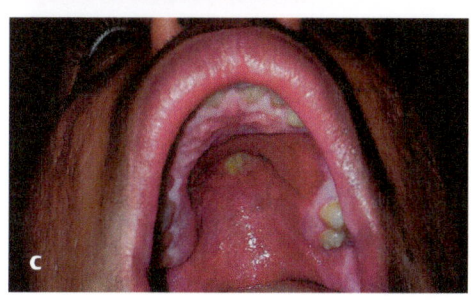

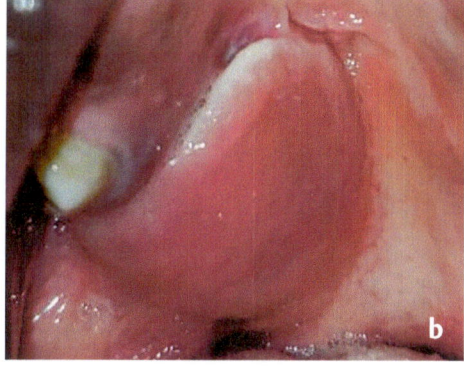

**Fig. 10-1.** (**a**) Nódulo em região de palato duro e rebordo alveolar, de crescimento rápido, com ulceração superficial, infiltrando a maxila com diagnóstico de linfoma não Hodgkin. (**b**) Nódulo em região de palato duro e palato mole, de crescimento rápido, infiltrativo, com diagnóstico de linfoma não Hodgkin de células B. (**c**) Extensa úlcera em palatos duro e mole, infiltrando e sequestrando o osso palatino, evoluindo com comunicação buconasal com diagnóstico de linfoma extranodal de células NK/T tipo nasal.

# DOENÇAS DERMATOLÓGICAS

## PÊNFIGO
O pênfigo vulgar é uma doença bolhosa crônica, autoimune e supraepitelial que afeta a mucosa e a pele. A incidência é de 0,1 a 0,5 por 100.000 pessoas por ano, com maior incidência em judeus asquenaze e indivíduos mediterrâneos. A doença é mais comum em mulheres na quinta e sexta década de vida. A mucosa oral é o primeiro local de acometimento em 50% dos pacientes, antecedendo manifestações cutâneas. Lesões orais ocorrem em quase 90% dos pacientes durante o curso da doença. Gengivite descamativa está presente em um terço dos casos. Pacientes com envolvimento oral normalmente se apresentam com paredes finas e bolhas que se rompem rapidamente em úlceras dolorosas em mucosa bucal e labial, palato, língua e gengiva. A progressão da formação de bolhas intraepiteliais pode resultar em grandes áreas de mucosa desnudada. A infecção secundária das lesões é a principal complicação da doença causada pela perda da barreira epidérmica/mucosa e pelo estado imunocomprometido dos pacientes. A biópsia deve ser feita na borda da lesão e submetida a exames histopatológicos de rotina. Uma segunda biópsia perilesional de tecido mucoso de aparência normal é necessária para DIF (Fig. 11-1).[47]

## PENFIGOIDE
Penfigoide de membrana mucosa é uma doença bolhosa subepitelial crônica, autoimune, que afeta principalmente as membranas mucosas e raramente a pele. A incidência estimada da doença está entre 1,3 e 2,0 por milhão por ano e é mais comum em mulheres entre 60 e 80 anos de idade. A mucosa oral é frequentemente o local inicial de envolvimento, mas isso pode ser seguido por envolvimento da mucosa ocular. As lesões orais estão presentes em aproximadamente 85% dos casos, caracterizadas por bolhas cheias de líquido que se rompem rapidamente deixando erosões orais dolorosas e úlceras. Gengivite descamativa é a forma oral mais comum de apresentação da doença. Lesões extraorais podem sarar com cicatrizes, incluindo a ocular, o que pode levar à cegueira. No entanto, lesões da mucosa oral tendem a curar sem cicatriz. O diagnóstico é com base em achados clínicos, histopatologia de rotina e estudos imunológicos. As biópsias de mucosa oral devem ser lesional/perilesional para estudos de rotina de hematoxilina-eosina e imunofluorescência direta (Fig. 11-2).[47]

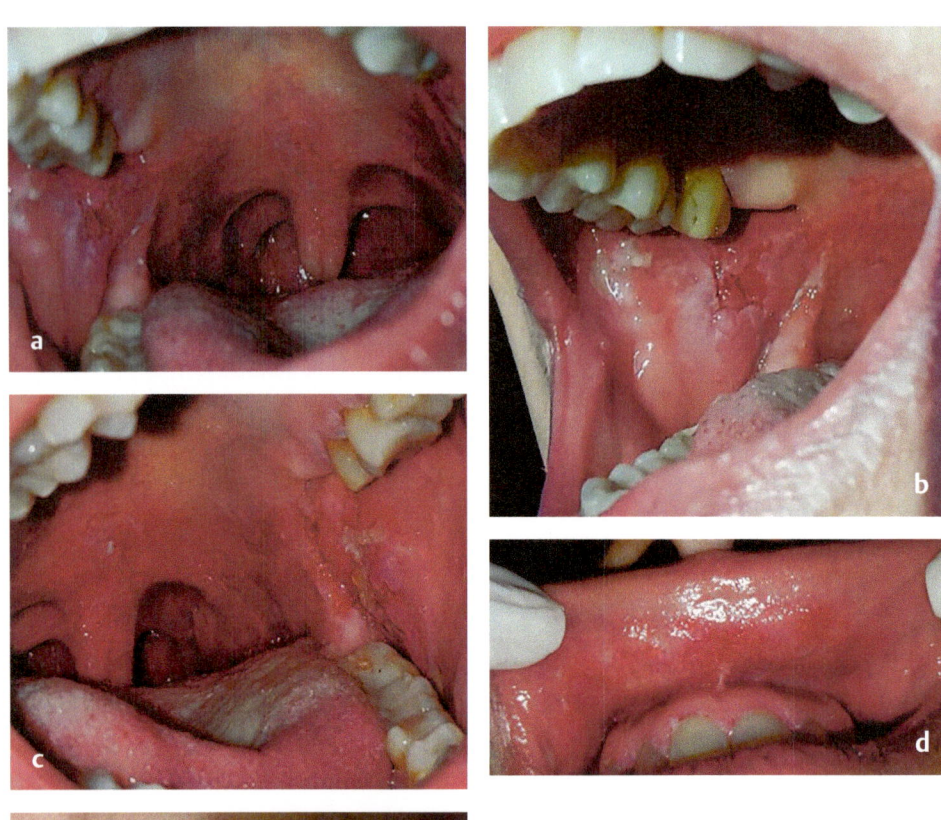

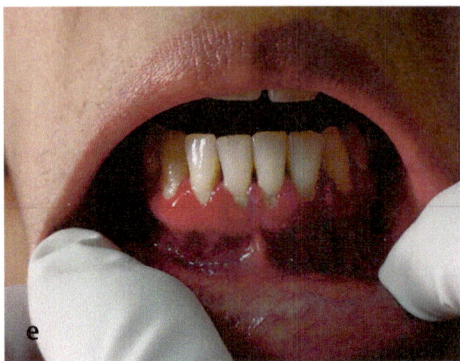

**Fig. 11-1.** (a-e) Múltiplas úlceras, irregulares, recobertas por mucosa destacada, dispersas por todos os sítios da boca e com sintomatologia dolorosa.

# DOENÇAS DERMATOLÓGICAS

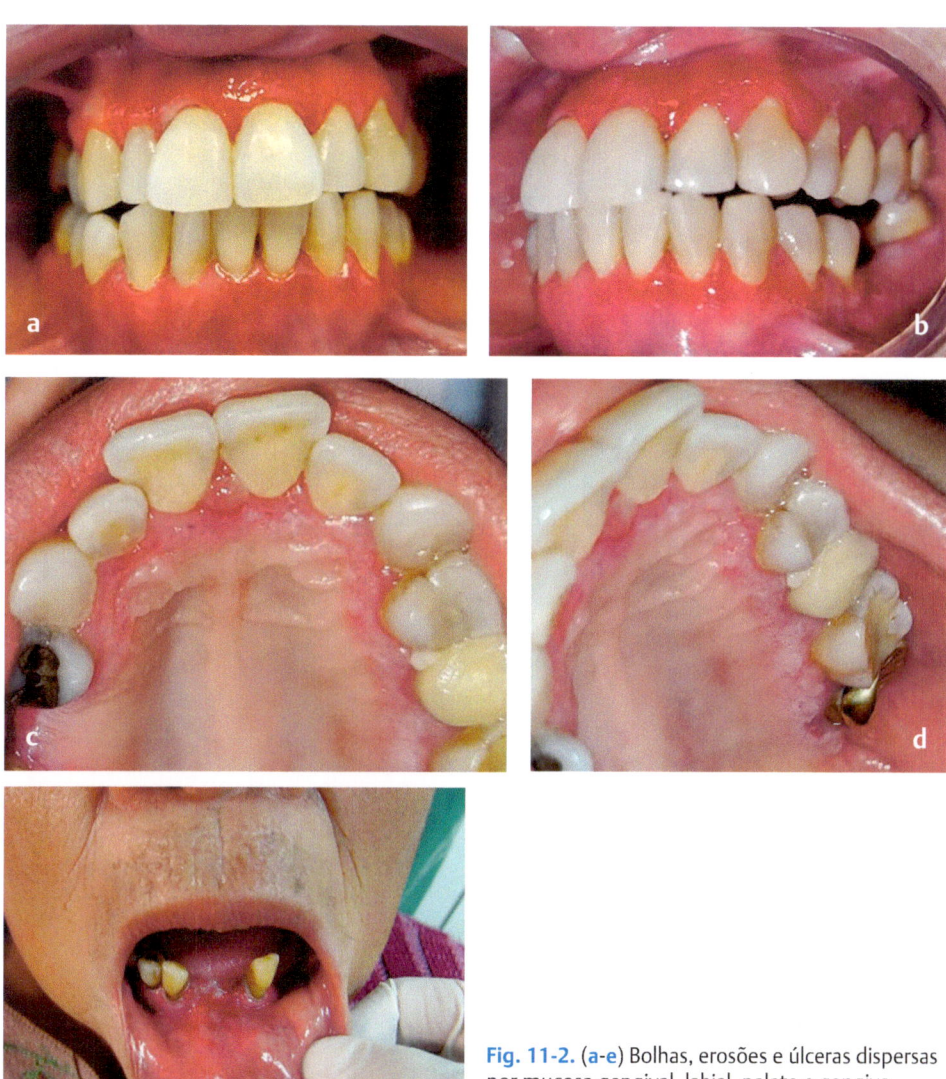

**Fig. 11-2.** (a-e) Bolhas, erosões e úlceras dispersas por mucosa gengival, labial, palato e gengiva inseridas em paciente portadora de penfigoide das membranas mucosas.

## LÍQUEN PLANO

Líquen plano oral é uma doença autoimune crônica que pode apresentar uma variedade de sintomas e é tipicamente mais comum em mulheres na quarta ou quinta década de vida. A causa é desconhecida, mas deve estar relacionada com uma reação imune provocada por uma exposição a um irritante (infecções, trauma, alérgenos ou drogas). Os queratinócitos sofrem alteração hidrópica seguida de infiltração de células mononucleares, resultando em lesão pré-cancerosa que pode evoluir para carcinoma espinocelular com frequência de 1%. As localizações das lesões podem ser vistas mais comumente na mucosa jugal e na língua. As lesões causam desconforto local, variando de sensação de queimação a dor intensa e podem ter as seguintes aparências: estrias de Wickham em forma de renda, papulares, erosivas e atróficas. Geralmente aparece em forma de distribuição simétrica, mais comumente na mucosa bucal posterior. Uma biópsia pode ser usada para confirmar o diagnóstico; no entanto, as lesões do LPO geralmente se parecem com estrias brancas semelhantes a rendas ao longo da superfície bucal, lesões de aparência atrófica vermelha ou lesões ainda mais erosivas, e podem ser diagnosticadas clinicamente (Fig. 11-3).[43]

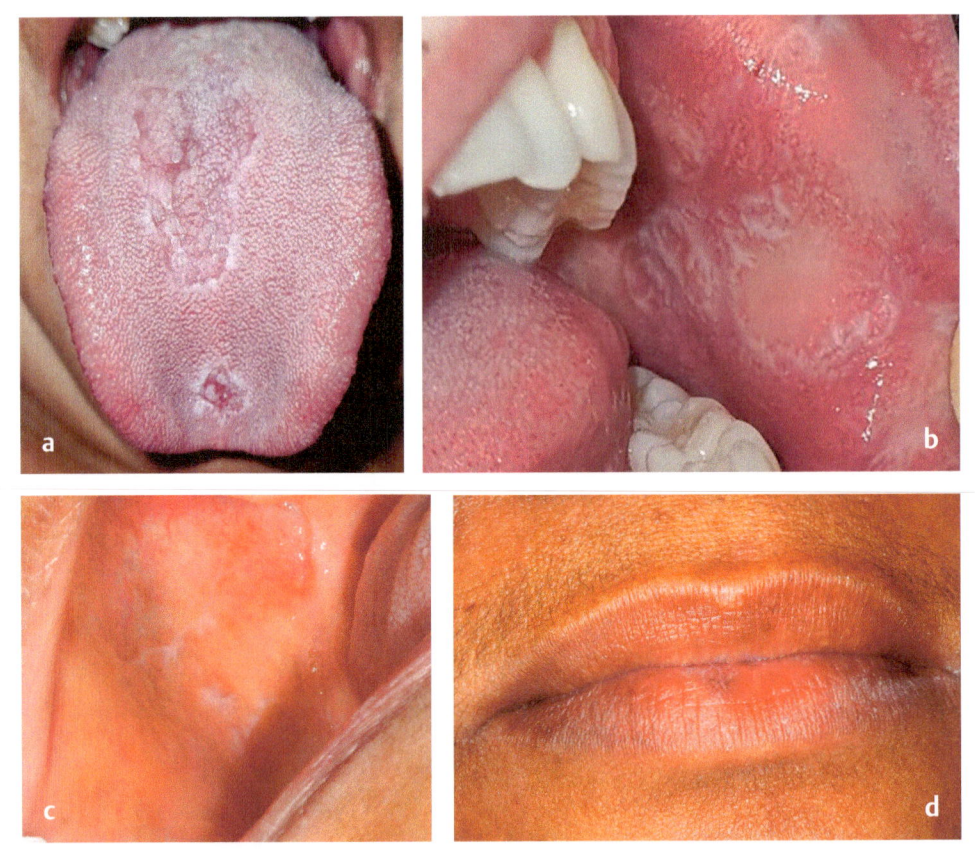

Fig. 11-3. (a) Erosões e placas brancas dispersas por dorso de língua com sintomatologia dolorosa. Exame anatomopatológico confirmou diagnóstico de líquen plano oral erosivo. (b-f) Placas e manchas brancas dispersas bilateralmente pelas mucosas bucais com aspecto de estrias e ausência de sintomatologia. *(Continua.)*

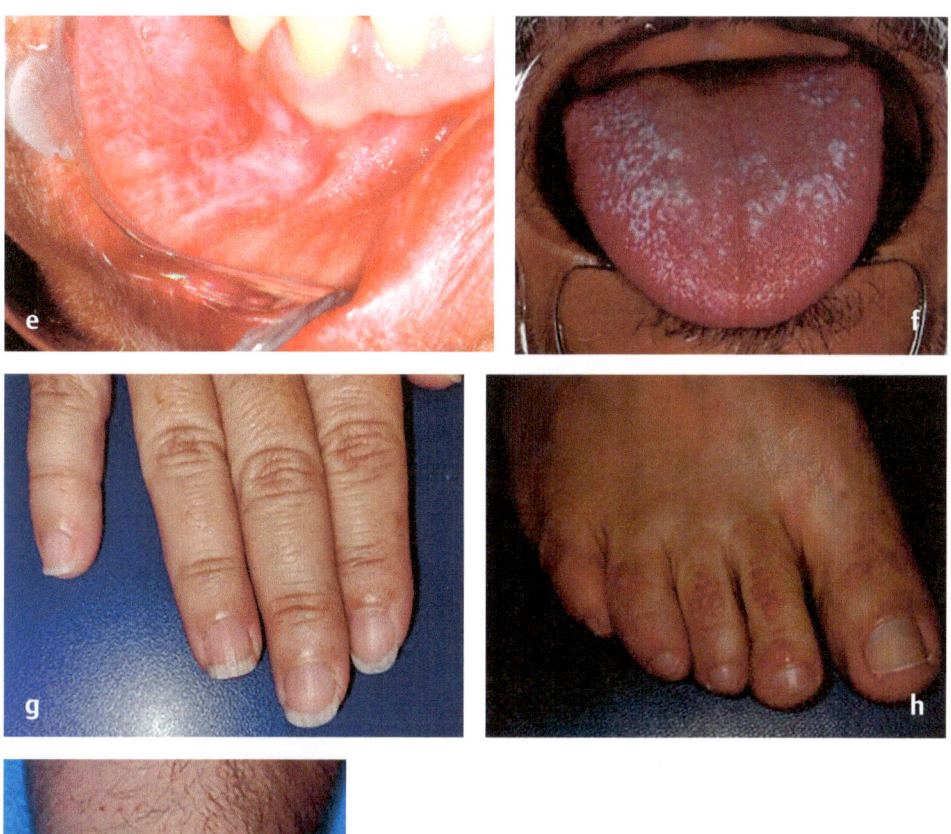

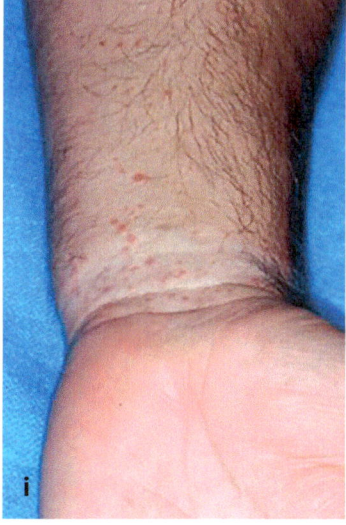

**Fig. 11-3.** *(Cont.)* Exame anatomopatológico confirmou diagnóstico de líquen plano oral reticular. (**g-i**) Repercussão cutânea e ungueal do líquen plano apresentando múltiplas pápulas acastanhadas em pele de punho e pés e unhas displásicas.

## DOENÇA DO ENXERTO VS. HOSPEDEIRO

A doença crônica do enxerto contra o hospedeiro é uma complicação multissistêmica imunomediada que ocorre em 30% a 70% dos pacientes submetidos a transplante alogênico de células-tronco hematopoiéticas. Pode ocorrer após doença aguda do enxerto contra o hospedeiro; entretanto, cerca de 30% dos casos ocorrem sem apresentação aguda. A mucosa oral é afetada em aproximadamente 80% dos pacientes. As lesões são caracterizadas por eritema, úlceras, placas hiperceratóticas e lesões liquenoides, particularmente envolvendo a língua e a mucosa jugal. As glândulas salivares são comumente afetadas, resultando em xerostomia e subsequente cárie e infecção fúngica. Mucoceles superficiais podem ocorrer na mucosa palatina e em outros locais das glândulas salivares menores. O diagnóstico é com base na história e nos achados clínicos e pode ser auxiliado por exame histológico (Fig. 11-4).[47]

## LÚPUS ERITEMATOSO SISTÊMICO

O lúpus é difícil de diagnosticar em estágios iniciais, quando se apresenta de forma inespecífica e ainda com períodos de remissão. As mulheres são mais acometidas, principalmente na quarta década de vida. Lesões orais são encontradas de 5% a 25% dos pacientes, acometendo palato, mucosa jugal, gengiva e, às vezes, o vermelhão dos lábios (queilite lúpica). Podem apresentar-se como áreas liquenoides, inespecíficas ou granulomatosas. O diagnóstico envolve aspectos clínicos e laboratoriais (Fig. 11-5).[53]

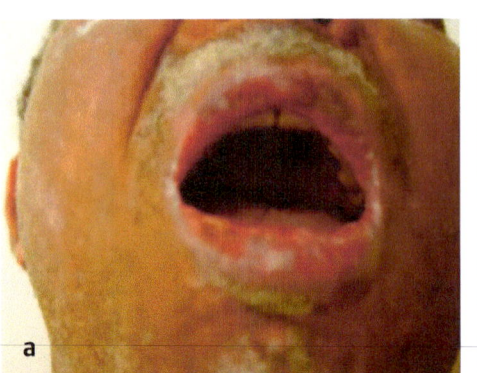

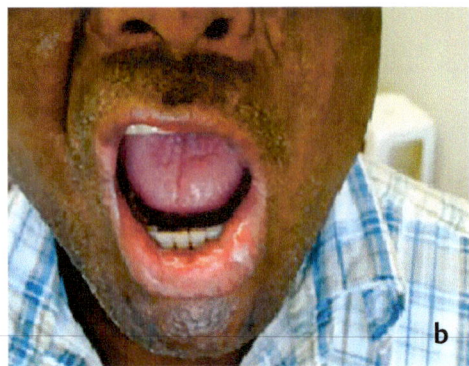

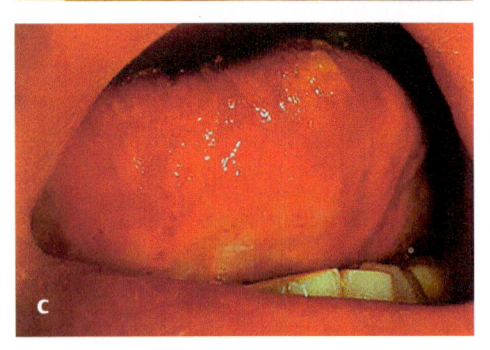

**Fig. 11-4.** (a-c) Pacientes em controle pós-transplante de medula óssea por leucemia mieloide crônica evoluindo com limitação da abertura bucal, lesões liquenoides em mucosa jugal e labial e mucosites em lábio inferior e língua. (Fotos gentilmente cedidas pelo Prof. Dr. José Salvador Rodrigues de Oliveira e pela Dra. Elaine Maria Borges Mancilha.)

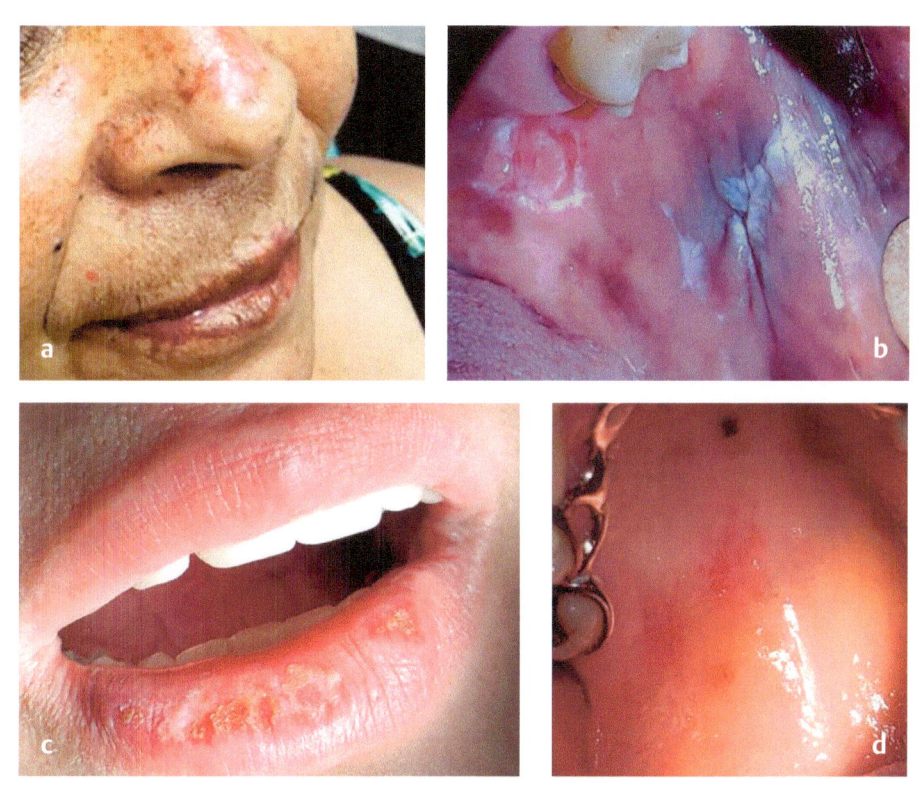

**Fig. 11-5.** (a) Paciente portadora de lúpus eritematoso sistêmico apresentando manchas, erosões e úlceras, na pele da face, descritas como lesões em "asas de borboleta". (b-d) Múltiplas úlceras, erosões e crostas dispersas pela mucosa bucal e pelo vermelhão de lábio em paciente portadora de lúpus eritematoso sistêmico.

# COMPLICAÇÕES ORAIS DO TRATAMENTO ANTINEOPLÁSICO

CAPÍTULO 12

## MUCOSITE

Embora os avanços na terapia do câncer tenham melhorado as taxas de sobrevivência para muitos tipos de tumores, esses tratamentos também causam vários efeitos colaterais, incluindo na cavidade oral. Uma das complicações mais significativas da terapia do câncer é a mucosite oral, que é a inflamação erosiva ou lesões ulcerativas da mucosa oral. Pode resultar de quimioterapia sistêmica, de radioterapia para a mucosa oral/orofaríngea ou uma combinação destas. Afeta de 20% a 40% dos pacientes que recebem quimioterapia convencional e esquemas para tumores sólidos, dependendo da dose e citotoxicidade da droga. A mucosite oral ulcerativa é colonizada pela microflora oral e, às vezes, é complicada por infecção local, como infecção pelo vírus herpes *simplex* e candidíase. O diagnóstico da mucosite oral geralmente é clínico, com base na história. Inicialmente se apresenta como eritema da mucosa oral que, muitas vezes, progride para erosão e ulceração. As ulcerações são tipicamente cobertas por uma pseudomembrana. A mucosa não queratinizada é mais frequentemente afetada. Mucosite oral induzida por quimioterapia inicia-se de 7 a 14 dias após o início da quimioterapia e geralmente cicatriza dentro de algumas semanas após o término dela. Em pacientes recebendo o regime típico de seis a sete semanas de radioterapia para câncer de cabeça e pescoço, o início da mucosite oral ocorre na segunda ou terceira semana de tratamento e a gravidade piora com o aumento da dose. As áreas afetadas são definidas pelo campo de radiação. A duração normalmente se estende por várias semanas após o término (Fig. 12-1).[54]

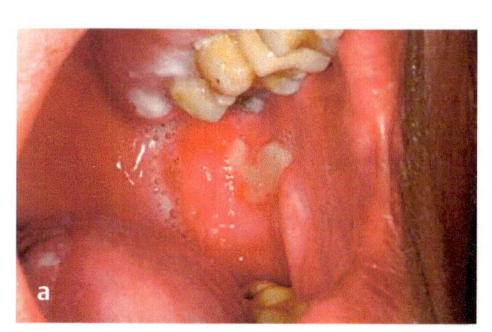

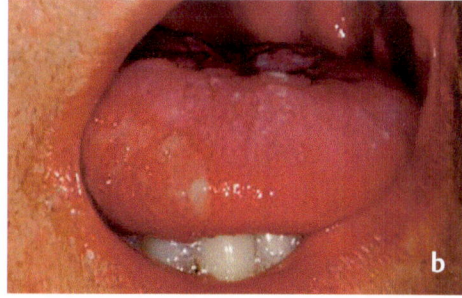

Fig. 12-1. (a,b) Extensas úlceras, irregulares, com sintomatologia dolorosa importante, dispersas pela mucosa bucal em pacientes realizando radioterapia em campos cervicofaciais por neoplasias malignas de boca.

## RADIODERMITE

A dermatite aguda por radiação é um efeito colateral comum da radioterapia que, muitas vezes, requer a interrupção da terapia. Acomete com frequência as regiões da face e pescoço (Fig. 12-2).[54]

## OSTEORRADIONECROSE

Na osteorradionecrose (ORN), o osso dentro do campo de radiação torna-se desvitalizado e exposto através da pele ou mucosa sobrejacente. Critérios diagnósticos clínicos de ORN são: o local afetado está dentro do campo de radiação da cabeça e pescoço; ocorre ruptura da mucosa ou falha na cicatrização, resultando em exposição óssea; o osso sobrejacente é necrótico; a exposição óssea persiste por um mínimo de três meses; há ausência de tumor/metástases recorrentes no local afetado. Embora a manifestação varie muito, o sinal clínico tipicamente inclui uma área óssea exposta ou uma fístula. Mobilidade dentária ou espontânea e esfoliação dentária também podem ocorrer. Diversos casos de osteorradionecrose "radiográfica" com necrose óssea não exposta e mucosa intacta também foram relatados. Sinais radiográficos podem variar de áreas osteolíticas localizadas, extensas áreas, sequestro e fratura mandibular como visto à radiografia panorâmica. A tomografia computadorizada pode retratar lesões osteolíticas ou erosões corticais envolvendo a superfície vestibular ou lingual e frequentemente com fragmentação óssea (Fig. 12-3).[55]

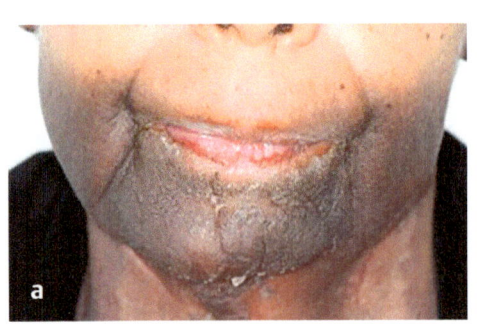

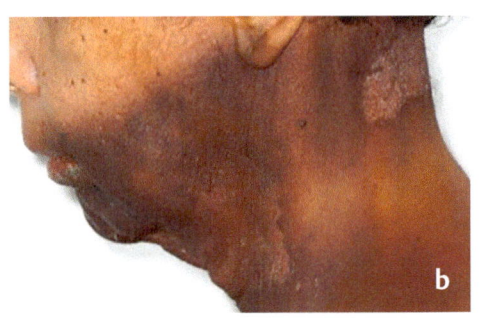

**Fig. 12-2. (a,b)** Extensa radiodermite em paciente submetida à radioterapia em campos cervicofaciais por neoplasia maligna em orofaringe.

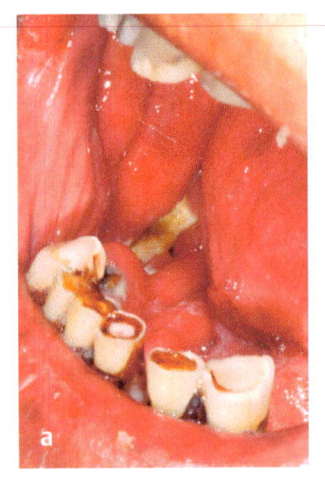

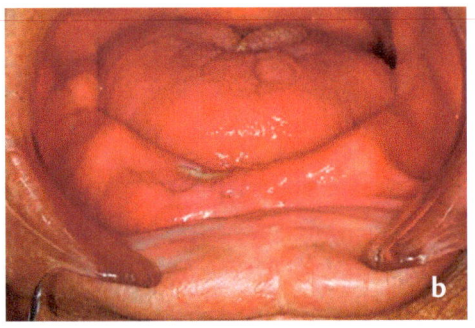

**Fig. 12-3. (a)** Exposição óssea e necrose extensa em corpo de mandíbula em paciente irradiado por neoplasia de laringe. Notar demais aspectos associados ao tratamento radioterápico, como cáries, hipossalivação e infecção oportunista por *Candida albicans*. **(b)** Exposição óssea em região alveolar de mandíbula de paciente irradiado por neoplasia de orofaringe.

## CÁRIES DE IRRADIAÇÃO

A cárie de radiação é uma toxicidade oral agressiva que se desenvolve 6 a 12 meses após a radioterapia de cabeça e pescoço. Acomete inicialmente as superfícies cervicais/incisais do dente e, se não diagnosticada/tratada prontamente, evolui para amputação da coroa dentária e risco de osteorradionecrose. Resulta de um conjunto de sintomas orais induzidos pelo tratamento, como hipossalivação, mudanças na dieta e comprometimento da higiene oral. No estágio inicial, as lesões geralmente começam com desmineralização do esmalte superficial, levando à coloração marrom/ pigmentação escura nas superfícies lisas dos dentes. Além disso, linhas de fissura do esmalte podem ser observadas no estágio inicial e tendem a estender-se da área cervical para a incisal. No segundo estágio, surgem pequenas manchas desmineralizadas e delaminação das áreas de esmalte. Posteriormente, essa delaminação tende a avançar com áreas extensas, levando à amputação da coroa (Fig. 12-4).[56]

## OSTEONECROSE

A fisiopatologia definitiva da osteonecrose da mandíbula relacionada com a medicação permanece carente. Consequentemente, o tratamento clínico ideal e as estratégias de prevenção não foram estabelecidos. Apesar de seus diferentes mecanismos de ação, muitos medicamentos, incluindo bisfosfonatos, denosumabe, inibidores da angiogênese entre outros, foram relatados como associados a tais lesões em pacientes com câncer e osteoporose. Ocorre predominantemente nos maxilares e outras regiões craniofaciais (Fig. 12-5).[57]

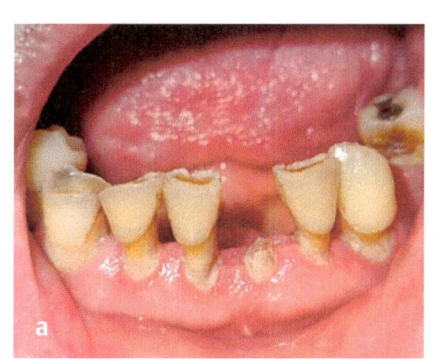

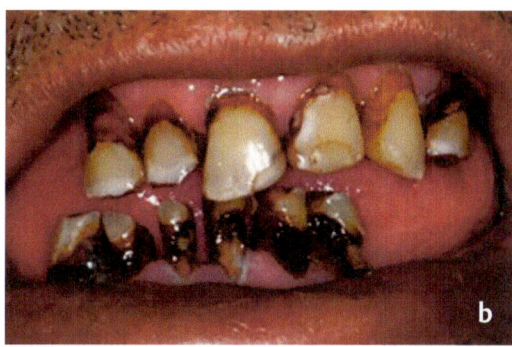

Fig. 12-4. (a,b) Cáries associadas à radioterapia em região cervicofacial. Notar que lesões cariosas concentram-se mais em região cervical e incisal dos dentes. Observar também a fratura dental em decorrência da desnaturação do tecido mineralizado.

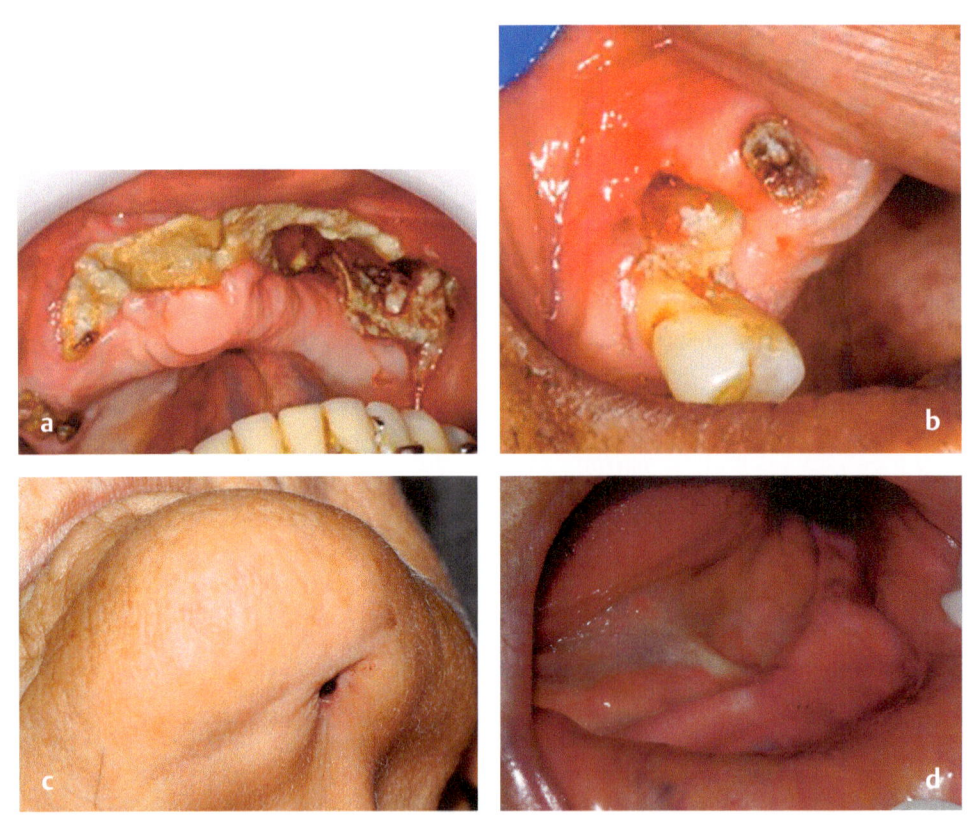

**Fig. 12-5.** (**a**) Osteonecrose extensa em maxila em paciente usuária de ácido zolendrônico para controle de metástases ósseas de neoplasia mamária. Notar sequestro ósseo e comunicação com seio maxilar. (**b**) Osteonecrose em maxila que se desenvolveu após exodontia em paciente usuário de ácido zolendrônico para controle de metástases ósseas de neoplasia prostática. (**c,d**) Fístulas intrabucais e em pele de região submentoniana decorrente de infecção secundária em osteonecrose mandibular por uso de ácido zolendrônico.

# REFERÊNCIAS BIBLIOGRÁFICAS

1. Pinna R, Cocco F, Campus G, Conti G, Milia E, Sardella A, et al. Genetic and developmental disorders of the oral mucosa: Epidemiology; molecular mechanisms; diagnostic criteria; management. Periodontol 2000. 2019;80:12-27.
2. Akintoye SO, Mupparapu M. Clinical evaluation and anatomic variation of the oral cavity. Dermatol Clin. 2020;38:399-411.
3. Martin JL. Leukoedema: A review of the literature. J Natl Med Assoc. 1992;84:938-40.
4. Klosterman T, Tatum SA. Current surgical management of macroglossia. Curr Opin Otolaryngol Head Neck Surg. 2015;23:302-8.
5. Walsh J, McKenna Benoit M. Ankyloglossia and other oral ties. Otolaryngol Clin North Am. 2019;52:795-811.
6. Messner AH, Walsh J, Rosenfeld RM, Schwartz SR, Ishman SL, Baldassari C, et al. Clinical consensus statement: Ankyloglossia in children. Otolaryngol Head Neck Surg. 2020;162:597-611.
7. Barbieri A, Prasad ML, Gilani SM. Thyroid tissue outside the thyroid gland: Differential diagnosis and associated diagnostic challenges. Ann Diagn Pathol. 2020;48:151584.
8. Guerra G, Cinelli M, Mesolella M, Tafuri D, Rocca A, Amato B, et al. Morphological, diagnostic and surgical features of ectopic thyroid gland: A review of literature. Int J Surg. 2014;12 Suppl 1:S3-11.
9. Ogueta CI, Ramírez PM, Jiménez OC, Cifuentes MM. Geographic tongue: What a dermatologist should know. Actas Dermosifiliogr (Engl Ed). 2019;110:341-6.
10. Vigarios E, de Bataille C, Boulanger M, Fricain JC, Sibaud V. Variations physiologiques de la langue. Ann Dermatol Venereol. 2015;142:583-92.
11. Mangold AR, Torgerson RR, Rogers RS 3rd. Diseases of the tongue. Clin Dermatol. 2016;34:458-69.
12. Ferguson M, Aydin M, Mickel J. Halitosis and the tonsils: A review of management. Otolaryngol Head Neck Surg. 2014;151:567-74.
13. Smith MH, Vargo RJ, Bilodeau EA, Anderson KM, Trzcinska A, Canterbury CR, et al. Oral manifestations of syphilis: A review of the clinical and histopathologic characteristics of a reemerging entity with report of 19 new cases. Head Neck Pathol. 2021;15:787-95.
14. de Farias Gabriel A, Kirschnick LB, Só BB, Schuch LF, Silveira FM, Martins MAT, et al. Oral and maxillofacial tuberculosis: A systematic review. Oral Dis. 2022 Jul 4.
15. Emeršič N, Tomaževič T, Točkova O, Kopač M, Volavšek M, Ključevšek D, et al. Case report: Necrotizing stomatitis as a manifestation of COVID-19-associated vasculopathy. Front Pediatr. 2021 Dec 13;9:800576.
16. Lu SY. Oral candidosis: Pathophysiology and best practice for diagnosis, classification, and successful management. J Fungi (Basel). 2021;7:555.
17. de Arruda JAA, Schuch LF, Abreu LG, Silva LVO, Mosconi C, Monteiro JLGC, et al. A multicenter study of oral paracoccidioidomycosis: Analysis of 320 cases and literature review. Oral Dis. 2018;24:1492-502.
18. Clarkson E, Mashkoor F, Abdulateef S. Oral viral infections: Diagnosis and

management. Dent Clin North Am. 2017;61:351-63.
19. Hübschen JM, Gouandjika-Vasilache I, Dina J. Measles. Lancet. 2022;399(10325):678-90.
20. Fernández-López C, Morales-Angulo C. Otorhinolaryngology manifestations secondary to oral sex. Acta Otorrinolaringol Esp (Engl Ed). 2017;68:169-80.
21. Madani FM, Kuperstein AS. Normal variations of oral anatomy and common oral soft tissue lesions: Evaluation and management. Med Clin North Am. 2014;98:1281-98.
22. Kang S, Kufta K, Sollecito TP, Panchal N. A treatment algorithm for the management of intraoral burns: A narrative review. Burns. 2018;44:1065-76.
23. Buchner A, Hansen LS. Amalgam pigmentation (amalgam tattoo) of the oral mucosa. A clinicopathologic study of 268 cases. Oral Surg Oral Med Oral Pathol. 1980;49:139-47.
24. Fitzpatrick SG, Cohen DM, Clark AN. Ulcerated lesions of the oral mucosa: Clinical and histologic review. Head Neck Pathol. 2019;13:91-102.
25. Babu B, Hallikeri K. Reactive lesions of oral cavity: A retrospective study of 659 cases. J Indian Soc Periodontol. 2017;21:258-63.
26. Maymone MBC, Greer RO, Burdine LK, Dao-Cheng A, Venkatesh S, Sahitya PC, et al. Benign oral mucosal lesions: Clinical and pathological findings. J Am Acad Dermatol. 2019;81:43-56.
27. Cavalcante IL, Barros CC, Cruz VM, Cunha JL, Leão LC, Ribeiro RR, et al. Peripheral ossifying fibroma: A 20-year retrospective study with focus on clinical and morphological features. Med Oral Patol Oral Cir Bucal. 2022;27:e460-7.
28. France K, Villa A. Acute oral lesions. Dermatol Clin. 2020;38:441-50.
29. Gasmi Benahmed A, Noor S, Menzel A, Gasmi A. Oral aphthous: Pathophysiology, clinical aspects and medical treatment. Arch Razi Inst. 2021;76:1155-63.
30. Chen J, Yao X. A contemporary review of Behcet's syndrome. Clin Rev Allergy Immunol. 2021;61:363-76.
31. Antunes T, Barbas CSV. Granulomatose de Wegener. J Bras Pneumol. 2005;31(suppl 1).
32. Lugović-Mihić L, Ilić I, Budimir J, Pondeljak N, Mravak Stipetić M. Common allergies and allergens in oral and perioral diseases. Acta Clin Croat. 2020;59:318-28.
33. Holguín-Gómez L, Vásquez-Ochoa LA, Cardona R. Angioedema. Rev Alerg Mex. 2016;63:373-84.
34. Ramos LM, Cardoso SV, Loyola AM, Rocha MA, Durighetto-Júnior AF. Keratoacanthoma of the inferior lip: review and report of case with spontaneous regression. J Appl Oral Sci. 2009;17:262-5.
35. Tavares TS, Meirelles DP, de Aguiar MCF, Caldeira PC. Pigmented lesions of the oral mucosa: A cross-sectional study of 458 histopathological specimens. Oral Dis. 2018;24:1484-91.
36. Gondak RO, da Silva-Jorge R, Jorge J, Lopes MA, Vargas PA. Oral pigmented lesions: Clinicopathologic features and review of the literature. Med Oral Patol Oral Cir Bucal. 2012;17:e919-24.
37. Wetzel SL, Wollenberg J. Oral potentially malignant disorders. Dent Clin North Am. 2020;64:25-37.
38. Kumari P, Debta P, Dixit A. Oral potentially malignant disorders: Etiology, pathogenesis, and transformation into oral cancer. Front Pharmacol. 2022 Apr 20;13:825266.
39. Vasilovici A, Ungureanu L, Grigore L, Cojocaru E, Senila S. Actinic cheilitis — From risk factors to therapy. Front Med. 2022;9:805425.
40. Nenclares P, Harrington KJ. Management of head and neck mucosal melanoma. Oral Maxillofac Surg Clin North Am. 2022;34:299-314.
41. Dedivitis RA, França CM, Mafra ACB, Guimarães FT, Guimarães AV. Características clínico-epidemiológicas no carcinoma espinocelular de boca e orofaringe. Rev Bras Otorrinolaringol. 2004;70:35-40.
42. Akaki LF, Dedivitis RA. Tratamento cirúrgico da rânula. Arq Méd ABC. 2005;30:87-9.
43. Diebold S, Overbeck M. Soft tissue disorders of the mouth. Emerg Med Clin North Am. 2019;37:55-68.
44. Ferneini EM. Managing sialolithiasis. J Oral Maxillofac Surg. 2021;79:1581-2.
45. Choudhry HS, Hosseini S, Choudhry HS, Fatahzadeh M, Khianey R, Dastjerdi MH.

Updates in diagnostics, treatments, and correlations between oral and ocular manifestations of Sjogren's syndrome. Ocul Surf. 2022;26:75-87.
46. Dedivitis RA, Pfuetzenreiter Jr EG. Abordagem dos tumores de glândulas salivares menores. Rev Bras Cir Cabeça Pescoço. 2006;35:214-6.
47. Bukhari AF, Farag AM, Treister NS. Chronic oral lesions. Dermatol Clin. 2020;38:451-66.
48. Azzouz Y, Abidi S, Zidane FZ, Chbicheb S. An unusual intraoral lipoma: case report and review of the literature. Pan Afr Med J. 2022;41:336.
49. Geist JR, Gander DL, Stefanac SJ. Oral manifestations of neurofibromatosis types I and II. Oral Surg Oral Med Oral Pathol. 1992;73:376-82.
50. Kolay SK, Parwani R, Wanjari S, Singhal P. Oral lymphangiomas - clinical and histopathological relations: An immunohistochemically analyzed case series of varied clinical presentations. J Oral Maxillofac Pathol. 2018;22(Suppl 1):S108-11.
51. Souza AR, Servato JPS. Aspectos epidemiológicos dos sarcomas de cavidade oral: revisão de literatura. Br J Health Rev. 2022;5:14187-94.
52. Höglund Wetter M, Mattsson U. Oral manifestations of extranodal lymphomas - A review of the literature with emphasis on clinical implications for the practicing dentist. Acta Odontol Scand. 2022;80:401-10.
53. Hussain SB, Leira Y, Zehra SA, Botelho J, Machado V, Ciurtin C, et al. Periodontitis and systemic lupus erythematosus: A systematic review and meta-analysis. J Periodontal Res. 2022;57:1-10.
54. Lalla RV, Saunders DP, Peterson DE. Chemotherapy or radiation-induced oral mucositis. Dent Clin North Am. 2014;58:341-9.
55. Singh A, Huryn JM, Kronstadt KL, Yom SK, Randazzo JR, Estilo CL. Osteoradionecrosis of the jaw: A mini review. Front Oral Health. 2022;3:980786.
56. Pedroso CM, Migliorati CA, Epstein JB, Ribeiro ACP, Brandão TB, Lopes MA, et al. Over 300 radiation caries papers: Reflections from the rearview mirror. Front Oral Health. 2022;3:961594
57. Kuroshima S, Al-Omari FA, Sasaki M, Sawase T. Medication-related osteonecrosis of the jaw: A literature review and update. Genesis. 2022:e23500

# ÍNDICE REMISSIVO

Os números seguidos pela letra *f*, em itálico, referem-se a Figuras.

**A**
Aftas, 35
　apresentação, 35
　causas, 35
　classificação, 35
　definição, 35
　frequência, 35
　manifestação, 35
　sintomas, 35
AIDS, 22
　forma oral, 22
　lesões orais, 22
　sarcoma de Kaposi, 22
　sinais de infecção, 22
Amálgama
　tatuagem por, 27
Amigdalolitíase, 13
　características, 13
　manejo
　　não cirúrgico, 13
　resolução farmacológica, 13
Angioedema, 38
　apresentação, 38
　definição, 38
　fatores, 38
Anquiloglossia, 9
　bebês com, 9
　características, 9
　definição, 9
　sintomas, 9
Assoalho
　bucal, 5*f*

**B**
Behçet
　síndrome de, 35

Boca
　cavidade oral, 1
　　aspecto geral da, 1*f*
　　composição da, 1
　gengiva
　　rebordo alveolar, 2
　glândulas
　　salivares, 5
　lábios e bochechas, 2
　língua, 3
　mucosa da, 1
　　formação da, 1
　orofaringe, 5
　palato duro, 2
　soalho da, 4
Bochecha
　mastigação crônica da, 25

**C**
Candidíase, 16
　fatores iatrogênicos, 16
　formas, 16
　lesões, 16
　manifestações, 16
　tipos, 16
Carcinomas, 46
　apresentação clínica, 46
　diagnóstico, 46
　incidência, 46
　lesões, 46
Cáries
　de irradiação, 73
　　acometimento, 73
　　estágio incial, 73
Cavidade
　oral, 1
　　composição da, 1

limites da, 1
Ceratoacantoma, 39
  apresentação, 39
  características
    histopatológicas, 39
  definição, 39
  resolução, 39

## D
Defeitos de desenvolvimento, 7
Distúrbios
  hematológicos, 61
Doença
  do enxerto *vs.* hospedeiro, 68
    definição, 68
    diagnóstico, 68
    lesões, 68
  melanótica, 41
    nevo e, 41
Doenças das glândulas salivares, 49
Doenças dermatológicas, 63
Doenças imunológicas
  e alérgicas, 35
Doenças infecciosas, 13
  bacterianas, 13
  fúngicas
    e por protozoários, 16
  virais, 19

## E
Eritema
  migratório, 11
    características clínicas, 12
    causas, 11
    delimitação, 11
    etiologia, 11
    localização, 11
    prevalência, 11
    tratamento, 12
    zonas eritematosas, 12
Eritroplasia, 44
  alterações, 44
  biópsia, 44
  diagnóstico
    provisório, 44
  transformação
    maligna, 44
  tratamento, 44
Estomatite
  necrotizante, 15
    definição, 15
    início, 15

  nicotínica, 44
    alterações causadas pelo tabaco, 44

## F
Fibroma, 55
  diagnóstico, 55
  manifestação, 55
  ossificante
    periférico, 34
      análise histopatológica, 34
      apresentação, 34
      definição, 34
      diagnóstico, 34
  sítios comuns, 55
Fordyce
  grânulos de, 7

## G
Gengiva(s)
  rebordo alveolar, 2
    demarcação da, 2
    inseridas, 3*f*
    regiões na, 2
Glândulas
  salivares, 5
    doenças das, 49
    menores
      tumores das, 52
    movimentos de ordenha, 5
    palpação das, 5
Glossite
  rômbica
    mediana, 16
      definição, 16
      fatores predisponentes, 16
Granuloma
  piogênico, 32
    apresentação, 32
    definição, 32
    fatores, 32
    ocorrência, 32
    sintomas, 32
Granulomatose
  de Wegener, 36
    acometimento, 36
    definição, 36
    diagnóstico, 36
    frequência, 36
    sinais e sintomas, 36
Grânulos
  de Fordyce, 7, 7*f*
    composição, 7

definição, 7
localização, 7
prevalência, 7

# H
Hemangioma, 57
  definição, 57
  formas, 57
  prevalência, 57
  tratamento, 57
Hemorragia
  submucosa, 27
    acometimento, 27
    apresentação, 27
    causa, 27
Herpes
  *simplex*, 19
    características, 20
    diagnóstico, 19
    forma de transmissão, 19
    lesões, 20
    reativação, 19
    testes confirmatórios, 20
  zóster, 20, 21*f*
    características, 20
    risco, 20
    teste de reação, 21
    tratamento, 21
    vesiculação, 20
Hiperplasia
  fibrosa, 31
    definição, 31
    desenvolvimento, 31
    histologia, 31

# I
Irradiação
  cáries de, 83

# K
Kaposi
  sarcoma de, 22
Koplik
  manchas de, 21

# L
Lábios
  e bochechas, 2
    inspeção e palpação, 2
Lesõe(s)
  periférica
    de células gigantes, 32

coloração, 32
exame histológico, 33
localização, 33
surgimento, 32
  traumáticas, 25
Leucoedema, 8
  apresentação clínica, 8
  características, 8
  causas, 8
  definição, 8
  etiologia, 8
  histologia, 8
  prevalência, 8
Leucoplasia, 41
  características, 41
  definição, 41
  exame oral
    completo, 41
  fatores de risco, 41
  frequência, 41
  pilosa, 23*f*
  tratamento, 41
  verrucosa
    proliferativa, 41
*Linea* alba, 25
  apresentação, 25
  definição, 25
  tratamento, 25
Linfangioma, 57
  classificação, 57
  definição, 57
  localização, 57
Linfomas, 61
  apresentação clínica, 61
  aspecto radiológico, 61
  definição, 61
  diagnóstico, 61
  sintomas, 61
Língua, 3
  base da, 3
  descrição da, 3
  fissurada, pilosa
    e varicosidades, 10
      assintomática, 10
  'características, 10
    fatores predisponentes, 10
    prevalência, 10
  inspeção da, 4
  superfície dorsal da, 3
  ventre da, 3
Lipoma, 55
  da cavidade oral, 55
  definição, 55

Líquen plano, 66
  causa, 66
  definição, 66
  lesões, 66
  localizações, 66
Lúpus eritematoso sistêmico, 68
  diagnóstico, 68

## M
Macroglossia, 8, 9*f*
  causas, 8, 9
  diagnóstico, 8
  tratamento, 8, 9
Manchas
  de Koplik, 21
Mastigação
  crônica
    da bochecha, 25
      aparência histológica, 25
Melanomas, 46
  diagnóstico, 46
  lesões
    nodulares, 46
  localização, 46
  sintomas, 46
Melanose
  do tabagista, 28
    localização, 28
Mucocele, 49
  definição, 49
  lesões, 49
  ocorrência, 49
Mucosa
  da boca, 1
    exame físico da, 1
    formação da, 1
  oral
    pigmentações da
      relacionadas com as drogas, 28
        causas, 28
Mucosite, 71
  diagnóstico, 71
  ocorrência, 71

## N
Neoplasias
  de tecidos
    moles, 55
Neuromas
  e neurofibromas, 55
    tipos, 55
    tratamento, 56

Nevo
  e doença melanótica, 41
    apresentações clínicas, 41
    cor, 41
    diagnósticos diferenciais, 41
    pigmentação fisiológica, 41

## O
Orofaringe, 5, 5*f*
  limitações da, 5
  mucosa da, 5
  palpação digital, 5
    diagnóstico de lesões por, 5
Osteonecrose, 73
  fisiopatologia, 73
  ocorrência, 73
  tratamento, 73
Osteorradionecrose, 72
  critérios diagnósticos, 72
  sinais radiográficos, 72

## P
Palato
  duro, 2, 3*f*
    inspeção do, 2
    mucosa do, 2
    palpação do, 2
Papiloma, 39
  verrugas orais, 39
    características, 39
    lesões, 39
    prevenção
      e redução, 39
Paracoccidioidomicose, 19
  definição, 19
  diagnóstico, 19
  fonte natural, 19
  lesões, 19
Patologia
  epitelial, 39
Pênfigo, 63
  definição, 63
  incidência, 63
Penfigoide, 63
  definição, 63
  diagnóstico, 63
  lesões orais, 63
Processos proliferativos
  não neoplásicos, 31

## Q

Queilite
  actínica, 45
    características, 45
    definição, 45
    exame dermatoscópico, 45
    localização, 45
    transformação maligna
      taxa de, 45
Queimaduras
  elétricas
    e térmicas, 25, 26f
      categorias, 26
      causas, 25
      prognóstico, 26

## R

Radiodermite, 72
  acometimento, 72
Rânula, 49
  classificação, 49
  definição, 49
  diagnóstico, 49
  tipo, 49
Reações
  alérgicas, 37
    adversas, 37
    manifestações, 37
    sinais e sintomas, 37

## S

Sarampo, 21
  definição, 21
  diagnóstico clínico, 21
  sintomas, 21
Sarcoma de Kaposi, 22
Sarcomas
  de tecidos moles, 59
    definição, 59
    lesões, 59
    ocorrência, 59
Sialolitíase, 49
  apresentação, 49
  causas, 49
  diagnóstico, 51
  fatores predisponentes, 49
  localização, 49
Sífilis, 13
  apresentação, 13
  cancros, 13
  causas, 13
  definição, 13
  localização, 14
  manchas, 13
Síndrome de Behçet, 35
  definição, 35
  recuperação, 35
  surgimento, 35
  úlceras, 35
Síndrome de Sjögren, 52
  definição, 52
  diagnóstico, 52
  sintomas, 52
Soalho
  da boca, 4
    freio lingual, 5
    localização do, 4
    palpação do, 5
    recoberto por, 4

## T

Tabaco
  alterações causadas pelo, 44
Tabagista
  melanose do, 28
Tatuagem
  por amálgama, 27
    causa, 27
    história clínica, 27
    lesão, 27
Tecidos
  moles
    neoplasias de, 55
    sarcomas de, 59
Tireoide
  lingual, 9
    apresentação, 9
    definição, 9
    faixa etária, 9
    sintomas obstrutivos, 9
    tratamento, 10
Tratamento
  antineoplásico
    complicações orais do, 71
Tuberculose, 14
  características, 14
  causas, 14
  definição, 14
  diagnóstico
    definitivo, 15
  lesões, 14
  manifestações, 14
Tumores
  das glândulas salivares
    menores, 52

apresentação clínica, 52
biópsia
   incisional, 52
curso clínico, 53
ocorrência, 52
sintomas, 52, 53

## U
Úlcera
   traumática, 28
      diagnóstico, 28
      início do quadro, 28
      lesões, 28
         malignas, 29, 29*f*

## W
Wegener
   granulomatose de, 36